AF742902

Extraits de la

PHARMACOPÉE UNIVERSELLE

CONTENANT

TOUTES LES COMPOSITIONS DE PHARMACIE

Fidèle à sa volonté de maintenir vivant l'ensemble du catalogue et de continuer à rendre accessible à tous la richesse de son contenu, Les marques du groupe L'Harmattan proposent les ouvrages, même s'ils sont épuisés dans leur premier tirage, et les impriment à la demande.
Au vu de l'ancienneté de ce titre, un exemplaire original a été numérisé pour être réimprimé, ce qui pourrait altérer légèrement la qualité de certains passages.

5-7, rue de l'Ecole polytechnique ; 75005 Paris

http://www.librairieharmattan.com
diffusion.harmattan@wanadoo.fr
harmattan1@wanadoo.fr

ISBN : 978-2-296-04403-6
EAN : 9782296044036

Thanh-Vân Ton-That

Extraits de la

PHARMACOPÉE UNIVERSELLE
CONTENANT
TOUTES LES COMPOSITIONS DE PHARMACIE

qui sont en usage dans la Médecine, tant en France que par toute l'Europe; leurs Vertus, leurs Doses, les manières d'opérer les plus simples & les meilleures :

AVEC UN LEXICON PHARMACEUTIQUE, PLUSIEURS REMARQUES, & DES RAISONNEMENS
Sur chaque Opération.

Par NICOLAS LEMERY, De l'Académie Royale des Sciences, Docteur en Médecine.
CINQUIÈME ÉDITION. TOME SECOND.
M. DCC. LXIV.

L'Harmattan

Les Introuvables

Collection dirigée par Thierry Paquot et Sylvie Camet

La collection *Les Introuvables* désigne son projet à travers son titre même. Les grands absents du Catalogue Général de la Librairie retrouvent ici vitalité et existence. Disparus des éventaires depuis des années, bien des ouvrages font défaut au lecteur sans qu'on puisse expliquer toujours rationnellement leur éclipse. Oeuvres littéraires, historiques, culturelles, qui se désignent par leur solidité théorique, leur qualité stylistique, ou se présentent parfois comme des objets de curiosité pour l'amateur, toutes peuvent susciter une intéressante réédition. *L'Harmattan* propose au public un fac-similé de textes anciens réduisant de ce fait l'écart entre le lecteur contemporain et le lecteur d'autrefois comme réunis par une mise en page, une typographie, une approche au caractère désuet et quelque peu nostalgique.

Déjà parus

Sylvie CAMET, *Les métamorphoses du moi*, 2007.
Léonard de VINCI, *Traité de la perspective linéaire*, 2007.
Nicolas-Germain LÉONARD, *Œuvre poétique*, 2007.
Pierre CÉROU, *L'amant, auteur et valet*, 2007.
Paul MARGUERITTE, *Adam, Eve et Brid'oison*, 2007.
Céleste de CHABRILLAN, *La Sapho*, 2007.
H.-M. STANLEY, *La délivrance d'Émin Pacha*, 2006.
Zénaïde FLEURIOT, *Plus tard*, 2006.
Frantz JOURDAIN, *A la côte*, 2006.
Alois JIRÁSEK, *Philosophes*, 2006.
Edmond et Jules de GONCOURT, *Fragonard*, 2006.
Albert GUÉRARD, *L'avenir de Paris*, 2006.
Grazia DELEDDA, *Dans le désert*, 2006.
Grazia DELEDDA, *Le fantôme du passé*, 2006.
Judith GAUTIER, *La sœur du soleil*, 2006.
Henri BARBUSSE, *Staline*, 2006.
Georges D'AVENEL, *Le nivellement des jouissances*, 2006.
Madame Anaïs SÉGALAS, *Enfantines*, 2005.
Madame de STAAL-DELAUNAY, *L'engouement et la mode*, 2005.
Casimir STRYIENSKI, *Mémoires de la Comtesse de Potocka*, 2005.

Nicolas Lémery, chimiste, pharmacien et médecin

Une vie bien remplie (Rouen, 17 novembre 1645 – Paris, 18 juin 1715)

Nicolas Lémery est né à Rouen, fils d'un Procureur au Parlement de Normandie, dans une famille protestante. Très jeune, il s'initie à la chimie en travaillant comme aide apothicaire. Il travaille ensuite à Paris, dans le laboratoire de Maître Christophe Glaser (1629-1672), célèbre chimiste suisse qui occupe une chaire de chimie au Jardin du Roi, et qui sera l'assistant de Guy Crescent Fagon, médecin de Louis XIV. Après avoir été reçu Maître Apothicaire, il parcourt la France pour parfaire sa formation et compléter ses connaissances. En 1670, il étudie la chimie à la Faculté de Montpellier et y enseigne bientôt cette matière.

Revenu à Paris, il dispense des cours de chimie dans une cave de la rue Galande. Le succès est retentissant auprès de Parisiens de tous âges et de toutes professions qui affluent pour écouter celui que l'on surnomme « le magicien de la rue Galande », attiré par ce que Fontenelle appelle « une science toute nouvelle qui paraissait au jour et qui remuait la curiosité de tous les esprits ». Héritier de Descartes, voulant rompre avec les mystères et le flou de l'alchimie, « art sans art dont le début est de mentir, le milieu de travailler et la fin de mendier », Lémery entend présenter à son public une science transparente : « Je tâche de me rendre intelligible. Mon dessein est de faciliter les moyens pour travailler en chimie et la dépouiller autant que je pourrai de ce qui la rend mystérieuse et cachée. »

Il fait circuler des substances, montre des expériences spectaculaires comme le volcan artificiel, sorte de volcan miniature constitué de limaille de fer, de fleur de soufre, d'eau et de terre. Il publie en 1675 son *Cours de Chimie* qui est encore réédité quarante ans après la disparition de son auteur. Comme il est protestant, il doit s'exiler en Angleterre en 1681. Ses biens sont confisqués et il perd son brevet de pharmacien. Deux ans plus tard, il revient en France, obtient son titre de docteur de médecine à Caen. Après la révocation de l'édit de Nantes en 1685, il décide finalement de rester en France, pour continuer à exercer ses professions de médecin, pharmacien et professeur et abjure en 1686. Cette année-là, il devient pharmacien du roi et membre de l'Académie des Sciences en 1699. Il a publié la *Pharmacopée universelle* (1697), le *Traité universel des drogues simples* (1698), le *Traité de l'antimoine* (1707).

Au temps des apothicaires

Les figures du médecin et du pharmacien hantent la littérature. Molière ridiculise Monsieur Purgon, Diafoirus père et fils ainsi que l'apothicaire Monsieur Fleurant. On pense à lui quand on lit les vertus de l'Élixir anti-épileptique de Craton « propre pour l'épilepsie, pour l'apoplexie, pour la paralysie, pour la léthargie ». Flaubert prendra le relais avec le pharmacien Homais et son arsenic fatal. Balzac et Proust mettent également en scène des médecins. La correspondance des écrivains devient une véritable officine et la lecture une consultation publique : on sait ce dont souffrent Madame de Sévigné ou Marcel Proust et les remèdes, le régime qu'ils préconisent. Le quinquina est recommandé par La Fontaine à l'époque où lavements et saignées sont des pratiques banales. Le style et le ton de la pharmacopée donnent à ces textes une dimension poétique et les incantations prennent alors une valeur litanique, presque prophétique avec ces verbes au futur et les sonorités des noms étranges : « On broiera sur le porphyre le safran de mars apéritif jusqu'à ce qu'il soit en poudre impalpable ; on le mêlera avec les yeux d'écrevisses préparés, la poudre de roses aromatique, & le tartre vitriolé ».

L'onomastique a son rôle à jouer. Le remède a une identité conférée par son inventeur qui a un nom associé à la recette (Nicolas Salern, Schroder, Bateus, Craton, A. Mynficht). A la paternité s'ajoute l'origine géographique des éléments, comme les épices et les gommes qui viennent d'Orient. La liste des ingrédients est le point de départ d'un voyage métonymique : le bitume viendra de Judée, le dictame de Crète, le vin d'Espagne et le nard sera celtique. Les noms des remèdes sont des fenêtres ouvertes sur l'exotisme, le luxe et le sacré enfin rendus accessibles au commun des mortels. Pour l'opiat alexandrin doré de Nicolas Alexandrini, rien n'est caché concernant le snobisme flatté du patient : « l'or n'y sert que d'ornement & les perles y sont inutiles ». Au contraire, un autre remède est appelé « *Thériaque des pauvres*, parce qu'il se fait à peu de frais & en peu de temps », ce qui montre que la Nature reste généreuse (c'est l'homéopathie avant l'heure) et que déjà « *Time is money* ».

L'apothicaire devient le chef d'orchestre synesthésique d'une symphonie de goûts, de couleurs et de sons et la santé est étroitement liée à l'esthétique, à la noblesse des matières (marbre, prophyre) et à la beauté du résultat (confection Alkermes) : « on mettra la confection dans un pot de faïence & l'on y ajoutera les feuilles d'or qu'on étendra doucement avec une espatule d'ivoire, afin qu'elles rendent la composition plus belle ». La composition est savante et complexe, avec parfois un effet de « remèdes gigognes ». Ainsi l' « électuaire de Puissance » utilise de l' « électuaire de Satyrium » et la « confection Alkermes » entre dans la composition d'autres remèdes. Aucune passion ni affection n'est laissée de côté et Phèdre aurait trouver avec l'électuaire de Chasteté de Bateus de quoi calmer ses fureurs : « il est propre pour réprimer les trop grandes ardeurs de Vénus & pour l'incontinence ; on en prend matin & soir à la dose de deux ou trois dragmes, buvant par dessus un verre de petit lait frais dans lequel on aura éteint un morceau de fer rougi au feu ; on oindra les parties génitales avec de l'huile de semence de jusquiame tirée par expression. »

Il convient de rappeler qu'à l'époque de Lémery, les frontières sont floues entre pharmacie, alchimie, chimie, minéralogie, etc. Jean-Claude Guédon dans un article sur « Protestantisme et chimie : le milieu intellectuel de Nicolas Lémery » (*Isis,* vol. 65, n°2, juin 1974) souligne que « la chimie joue un rôle crucial à l'intérieur de la pharmacie » : « L'apothicaire apprend à contrôler des substances naturelles pour en tirer des remèdes ». La pharmacologie est un savoir hérité des Anciens comme Hippocrate, Galien, Pline l'Ancien qui, comme pour les œuvres littéraires de l'époque classique, doivent être compilés et imités dans leur sagesse et leur perfection (même si certaines recettes sont modifiées et améliorées). La théorie des humeurs permet de classer les sanguins, les phlegmatiques, les mélancoliques, les biliaires, et l'on tient compte de la théorie des quatre éléments : eau, terre, air, feu. Dans l'*Histoire naturelle* de Pline l'Ancien, on retiendra le livre XXX (magie et pharmacopée), le livre XXIV (remèdes tirés des arbres sauvages), le livre XXIII (remèdes tirés des arbres cultivés), le livre XXXII (remèdes tirés des animaux aquatiques), le livre XX (remèdes tirés des plantes de jardins), le livre XXX (remèdes tirés des animaux), les livres XXXVI et XXXVII (remèdes par espèces). Christophe Glaser fait reposer son système sur cinq éléments : l'esprit, le sel, le soufre, l'eau et la terre. Cette tradition se perpétue à travers l'imitation et le regroupement de recettes universelles et la connaissance des Pharmacopées de différentes villes (Lille, Toulouse, Paris...).

Une esthétique du mélange et de la surprise poétique

Tel est le travail entrepris par Nicolas Lémery en version bilingue pour la liste des ingrédients. Nous avons sélectionné 160 recettes en ne gardant que la liste des ingrédients en français, sans les quantités (puisque ce sont des remèdes à lire et non à expérimenter), en faisant quelques coupures dans les « Remarques » et en modernisant l'orthographe et la ponctuation. Nous avons cependant laissé quelques tournures anciennes et les majuscules de certains substantifs. Certaines recettes sont très simples et toujours d'actualité (« eau de mélisse », « eau-rose », « fleurs d'oranges », « sucre d'orge »), avec une formulation des plus laconiques, alors que d'autres sont d'une complexité déconcertante, avec une liste d'ingrédients introuvables et énigmatiques et un style de sorcellerie évocatoire. Nous avons ajouté un lexique à la fin de l'ouvrage. Lémery songe à réformer certains remèdes : « il me semble qu'on pourrait faire un remède plus efficace avec un petit nombre des espèces les plus essentielles qu'elle contient, choisies & mêlées ensemble, suivant l'idée du médecin, sans se mettre en peine de faire une préparation si grande & si embarrassante » (au sujet de la thériaque d'Andromaque).

Au fil des pages, on a l'impression que tout est recyclable dans une vaste chaîne médicale où la vie et la mort se côtoient (oisillons, chiots, crâne et poudre de « mumie »), sans hiérarchie entre le pur et l'impur (or, ambre, myrrhe, fiente de vache, crottes de chien), le ragoûtant (vin) et le dégoûtant (limaçons). De même qu'il faut souffrir pour être belle, il faut savoir avaler la pilule et contrairement à Lucrèce, Lémery n'a pas enduit de miel les bords de la coupe amère... Les règnes (animal, végétal, minéral) se mélangent allègrement dans un but unique : la santé du corps humain mais aussi de l'esprit, conformément à l'adage latin. On découvre un panorama des maladies de l'époque : peste, morsures de serpents, vers, langueur, mélancolie, gangrène, rhumatisme, toux, maux de tête et d'estomac (« cours de ventre » ou « obstructions »). La forme des médicaments a survécu aux vicissitudes de l'Histoire : pastilles, carrés et déjà, l'impression du fameux « cachet ». Des soucis de conservation (mais sans durée ni date de péremption), de transport et de commodité d'absorption apparaissent : il s'agit de « pouvoir garder les remèdes longtemps, pour les mettre en état d'être pris facilement & promptement, sans qu'il soit besoin que le malade en attende la préparation ». Une théorie médicale des climats est également esquissée : « Le diacodium doit être donné en plus petite dose dans les pays chauds, comme en Italie, en Languedoc, en Provence, que dans les pays tempérés, parce que plus le Soleil a de force & plus les pivots sont somnifères. »

Le bestaire de cette pharmacopée est édifiant avec parfois une symbolique animale diabolique : volatiles (pie, hirondelle, chapon), animaux domestiques (chien, bouc, vache, canard, poule), bêtes sauvages (cerf, grenouille, taupe, élan), reptiles (lézard, vipère), invertébrés (limaçon, ver de terre), insectes (araignée, fourmi). La chair est utilisée aussi bien que le lait, les œufs, la poudre, la corne, le poumon, le foie. Lémery puise dans cette arche de Noé destinée au bien-être de l'homme, sans le moindre état d'âme quant aux traitements barbares infligés aux créatures qui sont découpées, broyées, bouillies vivantes, sans pitié pour leur âge ou leur fragilité. Les frontières sont indécises entre les savoirs scientifiques et les superstitions : on a parfois l'impression d'avoir affaire à des remèdes de bonne femme à base de plantes, comme les simples cultivées dans les monastères ou à des recettes de sorcière à base d'araignées, de grenouilles et de sang (« De la semence de pivoine mâle cueillie au décours de la lune », l'Eau de Pies : « on en prend matin & soir quelques jours avant la pleine lune & la nouvelle lune »). De même on passe facilement de l'herboristerie (infusions) à la pâtisserie (« Les Apothicaires négligent souvent de préparer eux-mêmes le sucre tors & le sucre d'orge, ils laissent ces petites opérations aux Confiseurs, auxquels elles conviennent assez bien & ils les achètent d'eux, quand ils en ont besoin. ») et à la cosmétologie naturelle avant l'heure (eau de bluets, masques), sans oublier les médicaments qui se recyclent comme la pilule perpétuelle.

Il faut non seulement être sain mais aussi être beau et bien dans sa peau. Des ingrédients sont utilisés, qui aujourd'hui sembleraient néfastes, comme les graisses animales, le sucre, le vin, les minerais, les métaux. Que dire surtout du recours au bitume, à la térébenthine, au soufre, à l'amiante et au vitriol ? De plus, de nombreux instruments (cucurbite, bistortier) sont au service d'une pharmacopée qui tient autant de la chimie que de la cuisine savante qui pourrait guérir mais aussi empoisonner le patient. N'oublions pas que Lémery a été le disciple de Glaser, le chimiste qui enseigna quelques rudiments à l'amant de la marquise de Brinvilliers. L'Affaire des poisons n'est pas loin...

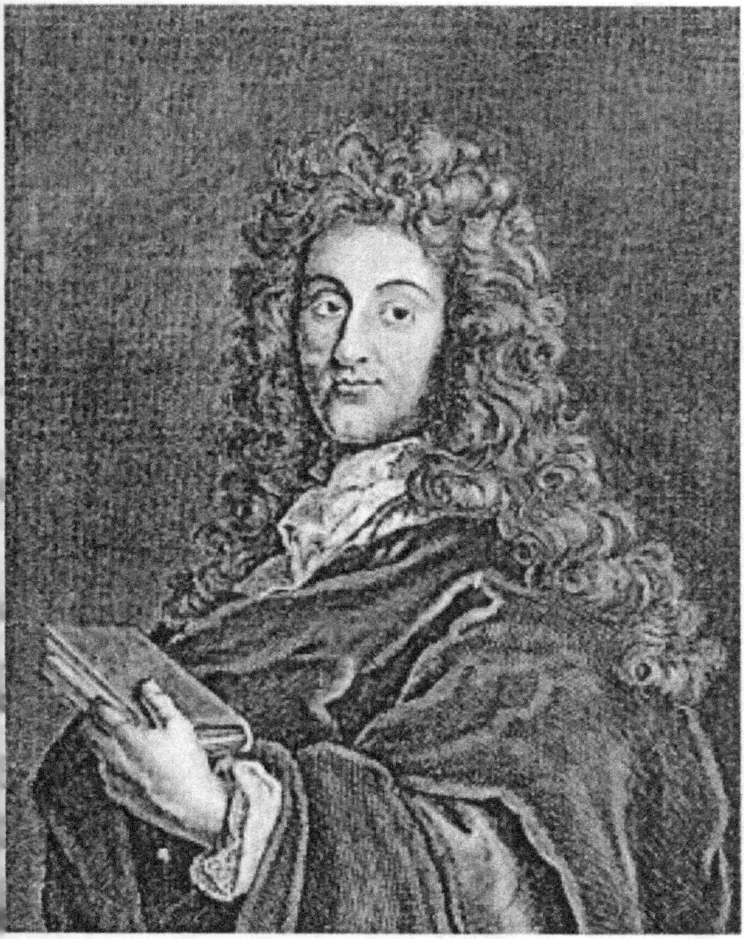

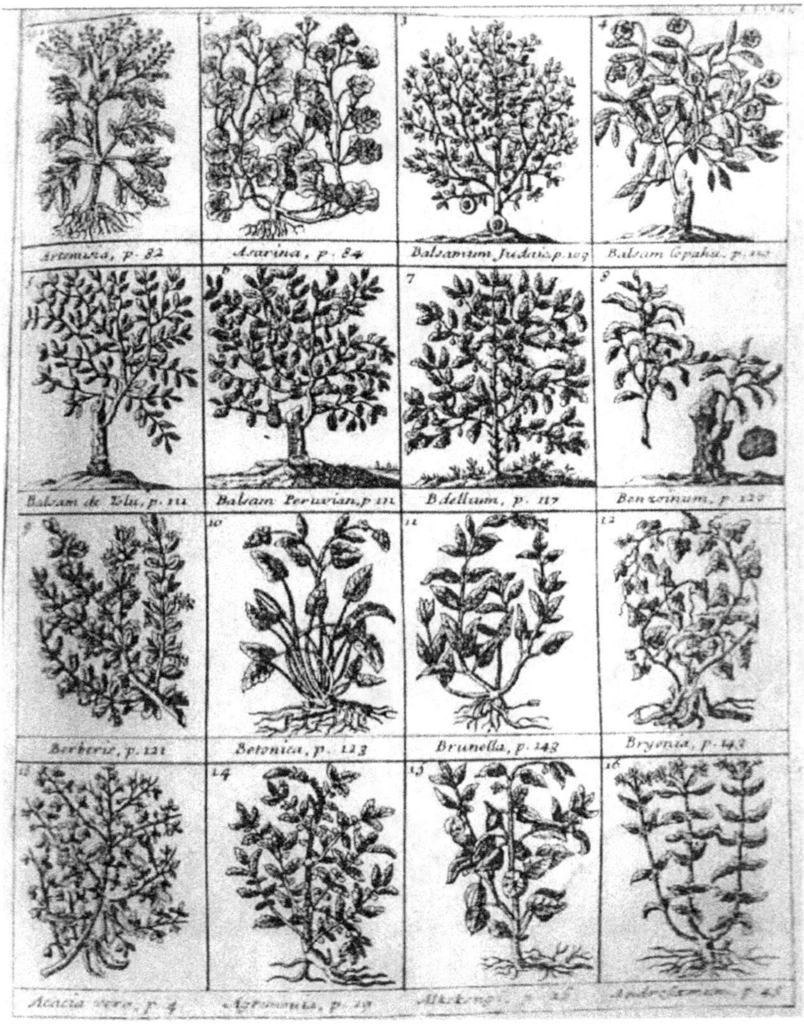
Asarina, p. 84
Balsamum Judais p. 109
Balsam de Tolu, p. 111
Balsam Peruvian, p. 111
Bdellium, p. 117
Berberis, p. 121
Betonica, p. 123
Brunella, p. 148
Bryonia, p. 142
Agrimonia, p. 19

Extraits de la seconde partie de la Pharmacopée universelle de Nicolas Lémery

Des Tablettes ou Électuaires solides

Les tablettes ont été inventées pour quatre raisons principales : la première, pour donner bon goût aux remèdes, car on y mêle plus de sucre que dans les autres compositions : la seconde, afin qu'elles demeurent longtemps à fondre & à se dissoudre dans la bouche, & que leur vertu se communique mieux à la gorge & la poitrine : la troisième, afin qu'elle se gardent longtemps ; car la consistance solide est moins sujette à la corruption que les autres : la quatrième, pour rendre la composition portative.

On prépare les tablettes sur le feu, & sans le feu. On fait entrer plus de poudre dans celles qui se font sans feu, que dans celles se font sur le feu ; mais la dose n'en est pas point limitée ; car aux unes il n'entre qu'une once de poudre sur chaque livre de sucre, aux autres deux, aux autres trois, aux autres quatre. On coupe la matière des tablettes qu'on prépare sur le feu en forme de losange, ou en carré, et l'on figure les tablettes qu'on prépare sans feu en pastilles ou rotules, sur lesquelles on imprime ordinairement un cachet.

1. Électuaire de Gingembre ou Gingembre laxatif

Du diagrède
Du gingembre
De la cannelle & du girofle
Du turbith
De la noix muscade & du galanga
Du safran
Du sucre blanc

On pulvérisera séparément le diagrède & l'on mettra en poudre toutes les autres drogues ensemble ; on mêlera les poudres, on fera cuire le sucre dans de l'eau commune en consistance d'électuaire solide, on y incorporera les poudres hors du feu, on jettera la masse encore chaude sur un papier oint d'huile d'amandes douces ; on l'étendra avec un bistortier & on la coupera en tablettes.

Vertus : elles évacuent principalement la pituite ; on peut s'en servir pour les rhumatismes, pour la goutte, pour les maladies du cerveau, pour exciter les menstrues : la dose en est depuis une dragme jusqu'à trois.

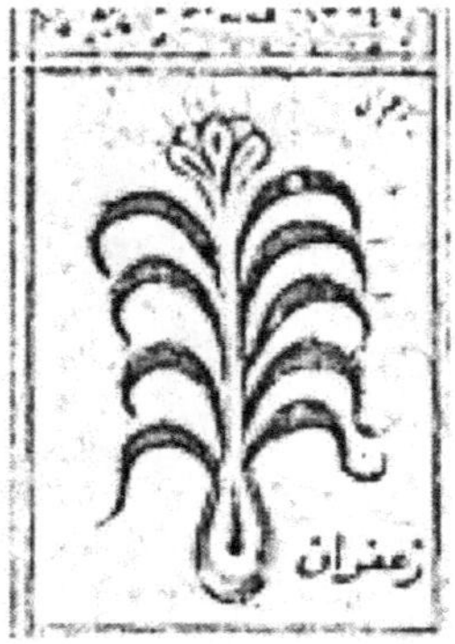

2. Électuaire du Suc de Violettes

Du suc de violettes nouvellement tiré
Du sucre blanc
Cuisez-les en électuaire solide sur un feu modéré ; & quand il sera à demi refroidi, mêlez-y la poudre suivante :
De la semence de violettes & du diagrède
De la réglisse & des roses rouges
Des quatre grandes semences froides mondées

Pulvérisez ces drogues subtilement & les mêlez avec le sucre, de telle sorte que vous en formiez des tablettes.

On tirera au printemps du suc des violettes par expression ; on le fera cuire à petit feu avec le sucre jusqu'à consistance d'électuaire solide ; cependant on pulvérisera ensemble les semences, la réglisse & les roses ; d'une autre part, le diagrède ; on mêlera les poudres & on les incorporera avec le sucre violat cuit, comme il a été dit, & à demi refroidi, on jettera la pâte sur un papier oint d'huile d'amandes douces, on l'étendra & on la coupera en tablettes, qu'on gardera dans une boîte en lieu sec.

Vertus : on les estime propres pour purger les personnes qui ont la poitrine échauffée & délicate ; mais à cause du diagrède, qui y entre en assez grande quantité, je n'approuverais pas l'usage de ce remède dans les maladies de poitrine. On peut les employer utilement dans l'hydropisie, dans la jaunisse, dans les duretés du foie, de la rate : la dose en est depuis une dragme jusqu'à six.

3. Sucre en Tablettes composé

De la rhubarbe
Des trochisques d'agaric, de la coralline, de la corne de cerf, des feuilles de dictame de Crète, des semences contre les vers & d'oseille.
De la cannelle, de la zédoaire, du girofle, du safran
Du sucre blanc

De l'eau d'absinthe

Du vin d'absinthe
De l'eau de cannelle

Faites-en des tablettes.

On pulvérisera ensemble tous les ingrédients qui peuvent être pulvérisés, on fera cuire le sucre dans l'eau d'absinthe jusqu'à consistance de sucre rosat, on y mêlera sur la fin le vin d'absinthe & l'eau de cannelle, puis les poudres, pour en faire une masse solide qu'on étendra sur un papier oint d'huile d'amandes douces & on la coupera en tablettes.

Vertus : elles sont propres pour tuer les vers, pour la colique venteuse, pour fortifier l'estomac & pour résister au venin : la dose en est depuis une dragme jusqu'à trois.

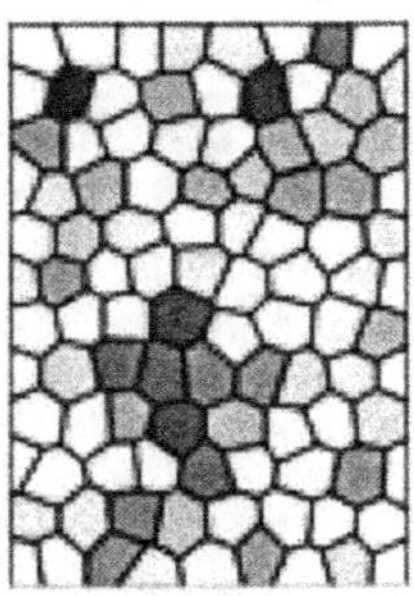

4. Tablettes cachectiques

Du tartre vitriolé
Des yeux d'écrevisses préparés, du safran de mars apéritif, de la poudre de roses aromatique
Du sucre blanc fondu & cuit dans l'eau de réglisse

Faites-en des tablettes.

On broiera sur le porphyre le safran de mars apéritif jusqu'à ce qu'il soit en poudre impalpable ; on le mêlera avec les yeux d'écrevisses préparés, la poudre de roses aromatique & le tartre vitriolé : on fera cuire le sucre avec deux ou trois onces d'eau de mélisse jusqu'à consistance d'électuaire solide ; on le retirera de dessus le feu & quand il sera à moitié refroidi, l'on y incorporera exactement les poudres ; on jettera la matière encore chaude sur un papier oint d'huile d'amandes douces, on l'étendra avec un bistortier & on la coupera en tablettes.

Vertus : elles sont propres pour lever les obstructions & pour resserrer le ventre : la dose en est depuis une dragme jusqu'à trois.

La poudre de rose aromatique est inutile dans cette composition.

Massepain médicinal

Massepain ou mascepain, appelé en latin *Massa panis* ou *Marsus panis*, est une préparation qui semble convenir mieux à la Pâtisserie qu'à la Pharmacie, puisqu'on s'en sert plus sur les tables pour le dessert & pour les collations, qu'en qualité de remède. L'intention de l'Inventeur a pourtant été qu'on en pût faire usage en Médecine ; mais les Pâtissiers & les Confiseurs, qui en préparent aussi, se sont étudiés simplement à rendre la composition agréable au goût, sans se mettre en peine si elle était médicinale ; pour cela ils en ont retranché tout ce qui pouvait nuire à leur dessein & leur composition n'est proprement qu'un mélange d'amandes, de sucre & d'un peu de farine, qu'ils pilent & pétrifient bien ensemble dans un mortier avec un peu d'eau.

Le nom de Massepain vient de l'italien *marçapane*, parce qu'un Italien nommé *Março* en fut l'Inventeur.

Le Massepain médicinal a été inventé pour les convalescents, qui étant nouvellement relevés d'un marasme, ou maladie de consomption ou de poitrine, ont besoin d'être restaurés, fortifiés & nourris par un aliment pectoral & anodin ; on doit donc choisir pour la confection de ce massepain des ingrédients savoureux, doux & béchiques, tels que sont les pistaches, les amandes, les abricots & le sucre.

5. Massepain pectoral

Des amandes douces pelées
Des pistaches mondées

Pilez-les dans un mortier dont vous formerez des rotules ou petits pains à cuire au four.

[...] Ce massepain est fort bon à manger, fortifiant, restaurant, adoucissant & propre pour les maladies de la poitrine, son goût est agréable. On peut, au lieu de fleurs d'oranges, y employer l'eau-rose : la dose en est depuis deux dragmes jusqu'à une once.

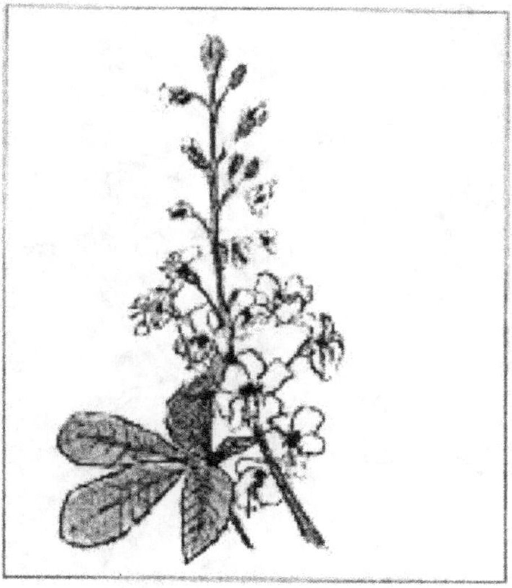

Aesculus carnea
Marronnier Rouge

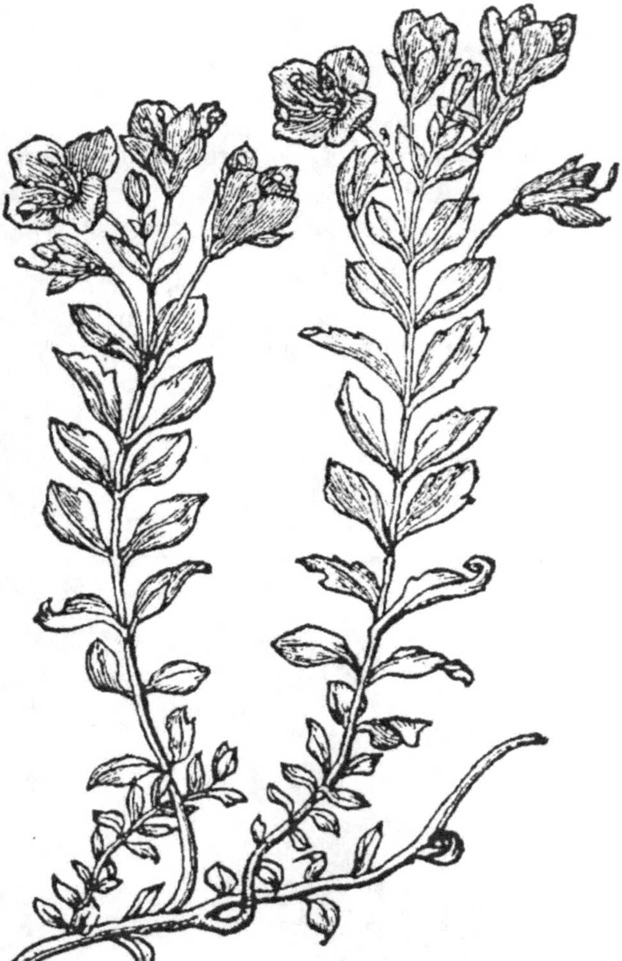

6. Massepain carminatif

Des pistaches mondées

Des amandes douces pelées

De la semence d'anis
De la cannelle
De la première écorce d'orange amère

Pilez-le tout ensemble & avec l'eau de fleur d'oranges, faites-en une pâte dont vous formerez des rotules [...] qu'on mettra à cuire au four, à une chaleur douce & tempérée.

Ce massepain est bon pour aider à la digestion, pour chasser les vents du corps, pour fortifier l'estomac & la poitrine, on en mange agréablement : la dose en est depuis deux dragmes jusqu'à une once. On peut ajouter dans la composition deux dragmes d'essence de coriandre, pour augmenter d'autant plus sa qualité carminative.

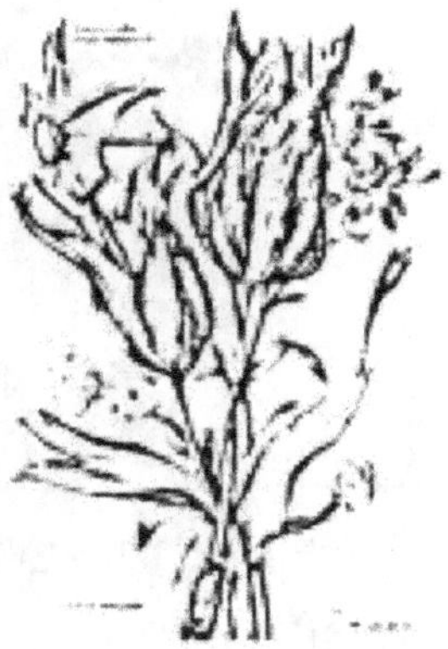

7. Sucre rosat en Tablettes

Du sucre très blanc
De l'eau-rose

Faites-les cuire ensemble sur un petit feu en consistance d'électuaire solide & faites-en après des tablettes.

Vertus : elles sont propres pour déterger & pour adoucir la poitrine, pour exciter le crachat, pour fortifier le cœur : la dose en est depuis une dragme jusqu'à six. [...]

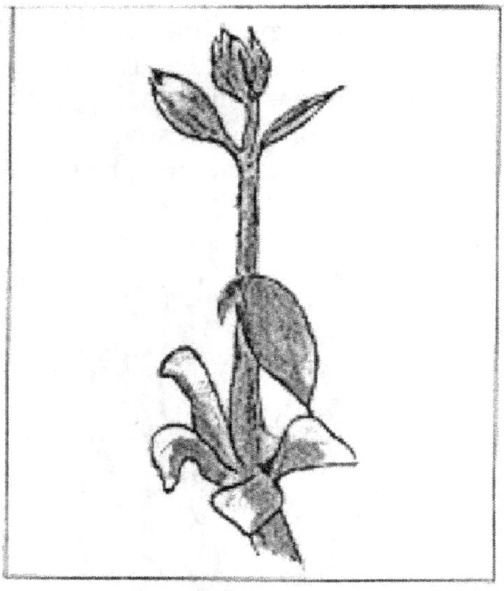

Aesculus hippocastanum
Bourgeons de Marronnier

8. Sucre rosat rouge

Des roses rouges mondées & pulvérisées très subtilement, puis arrosées de quelques gouttes d'esprit de soufre ou de vitriol
Du sucre très blanc cuit dans l'eau-rose

Mêlez ces drogues & faites-en des tablettes.

On mondera de leurs onglets des roses rouges sèches, on les pulvérisera subtilement & l'on arrosera la poudre de quelques gouttes d'esprit de soufre ou de vitriol pour les rendre plus rouges ; on fera cuire le sucre dans quatre ou cinq onces d'eau-rose à petit feu jusqu'à la consistance d'électuaire solide, on le retirera alors de dessus le feu & quand il sera à demi refroidi l'on y mêlera exactement la poudre & l'on jettera la matière sur un papier huilé, on la laissera étendre & quand elle sera presque refroidie, on la coupera en tablettes.

Vertus : on s'en sert pour arrêter les fluxions qui tombent du cerveau, pour fortifier la poitrine, l'estomac & le foie : la dose en est depuis une dragme jusqu'à une demi-once.

On forme ordinairement cette composition en morceau de la longueur & grosseur du pouce & on l'appelle *Conserve de roses.*

9. Main de Christ ou Sucre rosat perlé ou *Diamargaritum* simple

Du sucre très blanc cuit dans l'eau-rose
Des perles préparées

Mêlez-les & faites-en des tablettes.

Elles sont propres pour fortifier l'estomac, pour adoucir les acides, quand ils y font en trop grande quantité, pour le crachement de sang & pour arrêter les cours de ventre : la dose en est depuis une dragme jusqu'à demi-once.

Chaque dragme de ces tablettes contient trois grains de perles préparées.

Les perles préparées font une matière alcaline, propre à rompre les pointes des humeurs acides & à les mortifier, de même qu'elle adoucit & absorbe l'acidité du vinaigre, quand on la jette dedans : les yeux d'écrevisses, le corail ou l'ivoire brûlé feraient le même effet.

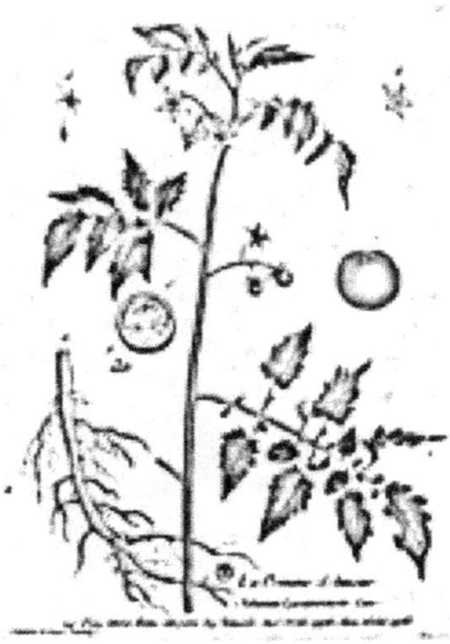

10. Pénides ou Sucre pénidié

Du sucre blanc & de la décoction d'orge [...]

On lavera bien deux poignées d'orge dans de l'eau chaude, puis on les fera bouillir dans une nouvelle eau bien nette pendant une demi-heure, pour en avoir quatre livres de décoction coulée ; on la mettra dans une bassine avec un pareil poids de sucre blanc, on fera cuire le mélange en une consistance encore plus forte que celle du sucre rosat, on le jettera sur un marbre oint d'huile d'amandes douces, on le pétrira comme la pâte avec les mains, qu'on aura auparavant bien frottées d'amidon pulvérisé, pour empêcher qu'on ne se brûle ; on l'étendra en bâtons, qu'on accrochera encore chauds à un ou plusieurs crochets de fer attachés contre un poteau ou contre une muraille & on les allongera [en] les entortillant comme une corde & [en] leur donnant la figure qu'on voudra ; puis on les laissera refroidir ; on aura un sucre sec, un peu onctueux, fort blanc, facile à rompre, d'un goût doux & agréable [...].

Le sucre tors est pectoral, adoucissant, incrassant, propre pour le rhume, il provoque le crachat, il adoucit les âcretés de la poitrine.

11. *Saccharum hordeatum*, sucre d'orge

On fait cuire du sucre très fortement, comme quand on prépare les pénides, on le jette sur un marbre oint d'huile d'amandes douces & on le forme en bâtons droits, longs & gros comme les doigts ; on les laisse refroidir & on leur donne quand ils ne sont encore qu'à demi froids, quelque petite façon, telle qu'on veut ; ils sont d'une consistance plus dure, plus lisse & moins cassante que les pénides, de couleur jaune ou citrine, luisante, d'un goût agréable, demeurant comme le sucre candi quelque temps à le fondre dans la bouche. Plusieurs de ceux qui travaillent à ce sucre d'orge y mêlent un peu de teinture de safran pour lui donner une couleur plus relevée.

Vertus : le sucre d'orge est fort en usage pour le rhume, pour les fluxions de poitrine, pour le crachement, on en met [à] dissoudre un petit morceau dans la bouche. Les Apothicaires négligent souvent de préparer eux-mêmes le sucre tors & le sucre d'orge, ils laissent ces petites opérations aux Confiseurs, auxquels elles conviennent assez bien & ils les achètent d'eux, quand ils en ont besoin.

12. Tablettes pectorales de l'Abbé Gendron

De l'orge entière
Des raisins secs émondés
De la réglisse râpée & concassée
De la semence d'anis
Des girofles

Faites cuire ces drogues en consistance de mucilage dans de l'eau commune, exprimez-les fortement dans une presse, puis ajoutez à l'expression

Du sucre blanc

Cuisez le tout ensemble en consistance d'électuaire solide, puis faites-en des tablettes.

Vertus : elles sont propres pour faire mûrir le rhume, pour adoucir l'âcreté des sérosités qui tombent du cerveau, pour exciter le crachat : la dose en est depuis une dragme jusqu'à [une] demi-once. [...] Quelques uns y ajoutent sur la fin deux grains d'ambre gris, mais cet aromate excite aux femmes des vapeurs qui les incommodent beaucoup.

Quand on use de ces tablettes, il est bon de les laisser se dissoudre doucement dans la bouche, afin que leur mucilage arrose & humecte insensiblement les conduits qui vont à la poitrine.

13. Tablettes de Guimauve composées

De la pulpe de racine de guimauve
De la semence de pavot blanc, de l'iris de Florence, de la réglisse, de la poudre diatragacanthi frigidi
Du sucre blanc cuit dans l'eau-rose

Faites-en des tablettes.

Vertus : elles sont bonnes pour la toux invétérée, pour l'asthme, pour les ulcères du poumon, on met [à] fondre environ une dragme dans la bouche. [...] On pourrait rendre ces tablettes plus détersives en y mêlant un scrupule de fleurs de benjoin.

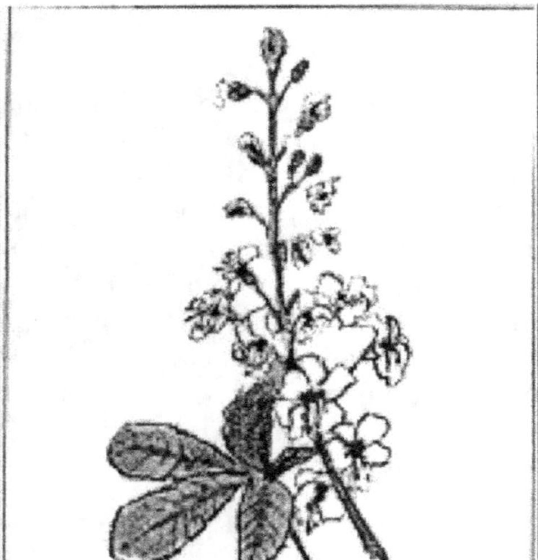

Aesculus hippocastanum
Marronnier Blanc

14. Tablettes ou Rotules d'Émeraudes de Mynficht

Des émeraudes préparées
De l'ongle d'élan chimiquement calciné
De la semence de pivoine mâle cueillie au décours de la lune & [semence] de citron
De la racine de dictame blanc, des grains de kermès, du petit galanga, du safran oriental, des cubèbes & du gui de chêne
Du magistère de perles & de corail rouge, des hyacinthes préparées de l'huile de succin blanc
Des huiles de noix muscade, de macis & de cannelle
De romarin & de lavande
Du sucre blanc dissous dans l'eau apoplectique & épileptique de Mynficht [ou de l'eau thériacale ou impériale]

Mêlez-le tout & faites-en des tablettes.

On pulvérisera ensemble les semences, les racines, les bois, le safran, les cubèbes & le kermès ; d'une autre part, l'ongle d'élan calciné, le sucre, les émeraudes & les hyacinthes préparées ; on mêlera les poudres avec les magistères, les huiles & ce qu'il faudra d'eau apoplectique & épileptique d'A. Mynficht, pour en faire une pâte solide qu'on battra longtemps dans un mortier & dont on formera des rotules ou petites tablettes.

Vertus : elles sont propres dans l'apoplexie, dans l'épilepsie, dans la paralysie, dans le vertige, elles fortifient le cerveau : la dose en est depuis une dragme jusqu'à trois. La calcination de l'ongle d'élan lui est tout à fait préjudiciable, car le feu en fait dissiper le sel volatile en quoi consiste toute sa vertu ; il faut donc se contenter de râper cet ongle pour le pouvoir mettre en poudre avec les autres drogues. [...]

15. Tablettes de Magnanimité

De la pulpe de pistaches, de la racine de satyrion confite, de la conserve de fleurs de romarin, de la confection alkermes préparés avec l'ambre & le musc
Des troncs & des foies de vipères & des perles préparées
De la semence de roquette
Des reins de scincs marins, du petit cardamome & de la racine de galanga
Des girofles, de la cannelle, du macis & de l'ambre gris
Du musc oriental
Du sucre dissous dans l'eau de fleurs d'oranges & cuit en consistance d'électuaire solide

Faites-en des tablettes.

On pulvérisera ensemble les troncs & les foies de vipères incisés menu, la semence de roquette, les reins de scincs, le petit cardamome, le galanga, les girofles, la cannelle & le macis ; d'une autre part, le musc & l'ambre avec les perles préparés ; on mêlera les poudres.

On pilera dans un mortier de marbre les pistaches mondées, les racines de satyrion & la conserve de fleurs de romarin ; on y ajoutera un peu de sirop d'œillets pour réduire la matière en une pâte liquide & on la passera par un tamis pour en avoir la pulpe, qu'on mêlera avec la confection alkermes.

On fera cuire le sucre dans quatre ou cinq onces d'eau de fleurs d'oranges à petit feu jusqu'en consistance d'électuaire solide ; on y mêlera exactement hors du feu les pulpes, la confection alkermes & les poudres ; on jettera la matière encore chaude sur un papier huilé d'amandes douces ; on l'étendra & on la coupera en tablettes.

Vertus : elles sont propres pour fortifier l'estomac & le cerveau, pour réjouir le cœur, pour exciter la semence, pour résister à la corruption des humeurs : on les appelle *Tablettes mâles* : la dose en est depuis une dragme jusqu'à trois.

Les perles, étant une matière purement alcaline, me paraissent assez inutiles dans cette composition, qui ne tient sa vertu que des ingrédients spiritueux & salins.

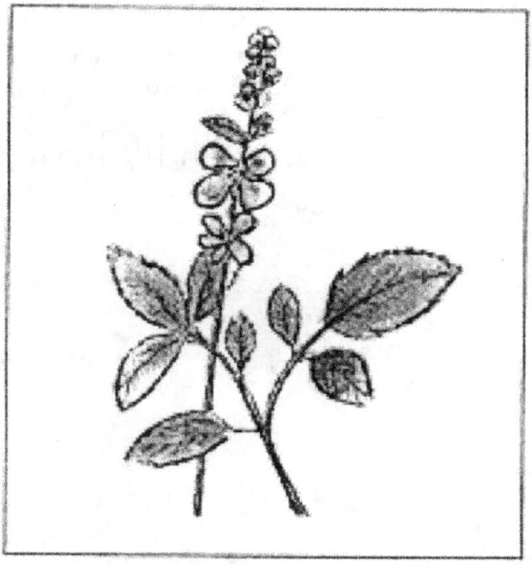

Agrimonia eupatoria
Aigremoine

16. Tablettes cardiaques

De la confection alkermes complète
De l'écorce extérieure de citron séchée & pulvérisée, de l'antimoine diaphorétique
De l'huile de cannelle
Du sucre blanc subtilement pulvérisé

Mêlez le tout & faites-en une masse solide avec le mucilage de gomme adraganth tiré dans l'eau de fleurs, dont vous formerez ensuite des tablettes ou rotules pour l'usage.

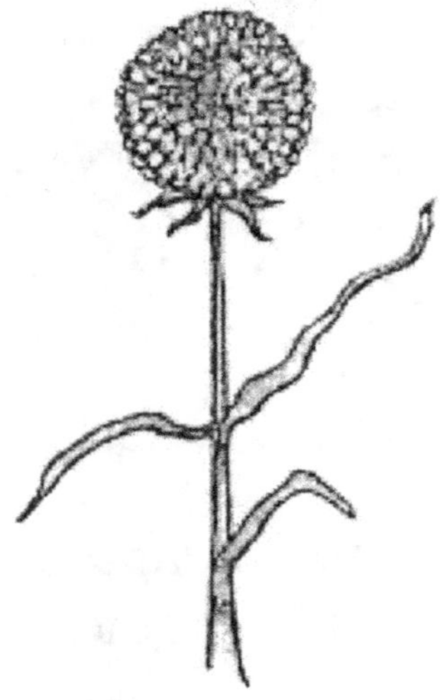

Allium sativum

17. Tablettes de Semences de Fernel

Du suc de réglisse & de la semence de grémil
Des quatre grandes semences froides mondées & des petites, de celles d'asperges, de pimprenelle, de basilic, de persil, des fruits d'alkékenge secs
De la cannelle, du macis
Du sucre blanc cuit dans de l'eau de guimauve

Faites-en des tablettes.

On pulvérisera ensemble les semences de grémil, d'asperges, de pimprenelle, de basilic, de persil, les petites semences froides, les fruits d'alkékenge, la cannelle & le macis ; on pilera dans un mortier de marbre les quatre grandes semences froides mondées, de chacun deux dragmes, jusqu'à ce qu'elles soient bien en pulpe par un tamis renversé ; on fera fondre ou dissoudre le suc de réglisse en consistance de miel ; on mettra [à] cuire le sucre dans environ une livre d'eau de guimauve jusqu'à consistance de sucre rosat, on le retirera du feu, on y mêlera la pulpe & le suc de réglisse, puis quand la matière sera à demi refroidie, l'on y incorporera exactement les poudres, on jettera le mélange encore chaud sur un papier oint d'huile d'amandes douces, on l'étendra avec un bistortier & on le coupera en tablettes que l'on gardera dans une boîte en un lieu sec. Elles sont employées dans la colique néphrétique & pour faire uriner : la dose en est depuis une dragme jusqu'à six. [...]

18. Tablettes lithontriptiques de Fernel

Du sang de bouc préparé
Des pierres de Judée, de lynx & d'éponge ; des yeux d'écrevisses
Des semences d'ache, d'ammi, d'asperges, de basilic, d'ortie, de citron, de saxifrage, de pimprenelle, de carvi, de daucus, de petit houx, de fenouil, de persil de Macédoine, de bardane, de séséli ; de la racine de cabaret
Des racines de costus, de réglisse, de souchet ; de la gomme adraganth & du chamaedrys
Du spica nard, du gingembre, de la cannelle, du poivre noir, du cardamome, du girofle & du macis
Du sucre très blanc cuit dans l'eau de bétoine

Faites-en des tablettes.

On pulvérisera ensemble les semences, les racines, le chamaedrys, le spica nard, la cannelle, le poivre, le cardamome, les girofles, la gomme adraganth & le macis ; d'une autre part, le sang de bouc préparé ; on broiera ensemble sur le porphyre les pierres jusqu'à ce qu'elles soient réduites en poudre impalpables ; on mêlera les poudres, on fera cuire le sucre dans quinze ou seize onces d'eau de bétoine distillée, jusqu'à consistance d'électuaire solide, on le retirera de dessus le feu & quand il sera à demi refroidi, l'on y mêlera exactement les poudres, on jettera le mélange encore chaud sur un papier oint d'huile d'amandes douces, on l'étendra avec un bistortier & on le coupera en tablettes qu'on gardera dans une boîte en un lieu sec.

Vertus : elles sont propres pour atténuer la pierre, la gravelle, les phlegmes, & pour les chasser par les urines : la dose en est depuis une dragme jusqu'à demi-once.

19. Tablettes propres à exciter le lait de Mynficht

Du cristal préparé
Du corail rouge préparé & du poivre long
De l'huile de semence de fenouil
Du sucre très blanc dissout dans l'eau de noix muscade distillée

Mêlez-le tout & faites-en un électuaire en rotules.

[...] Elles sont estimées propres à exciter le lait des nourrices : la dose en est depuis une dragme jusqu'à trois.

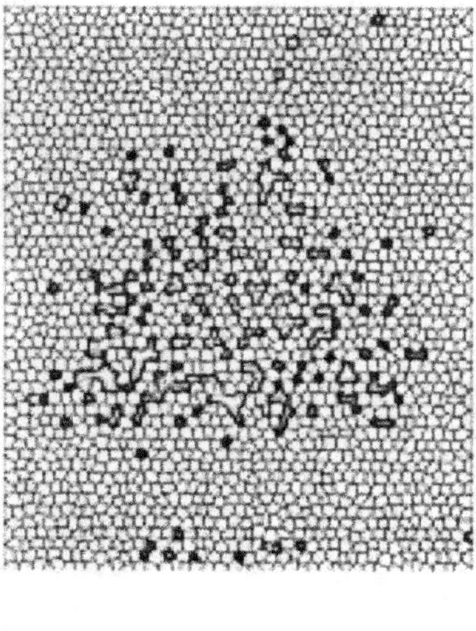

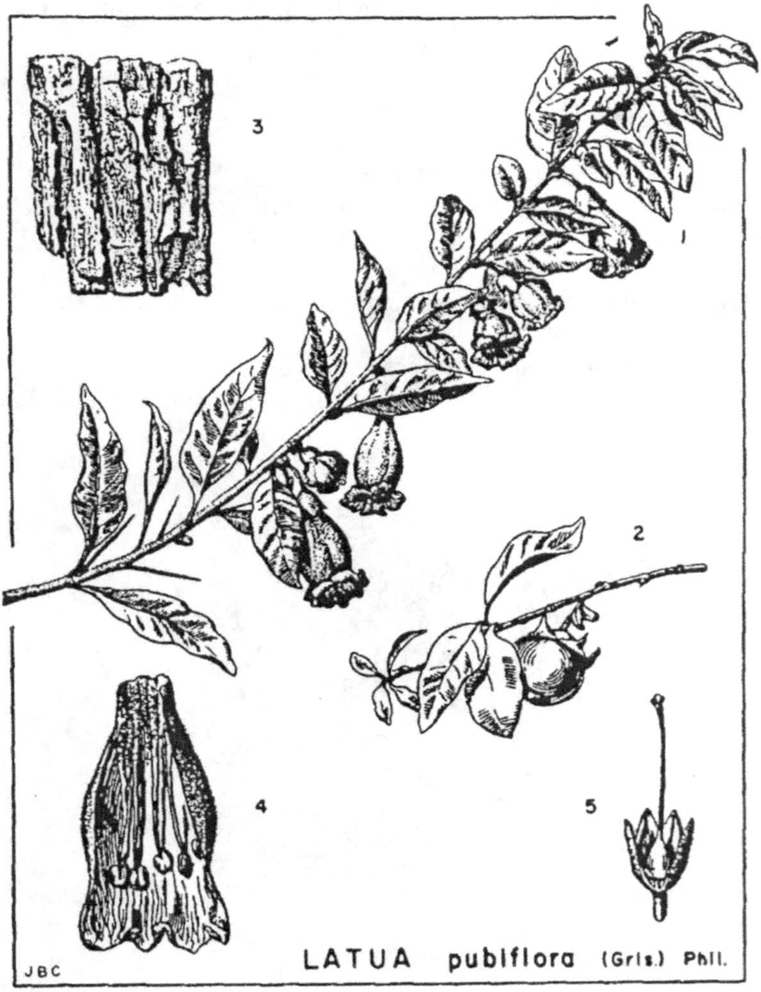
3
1
2
4
5
JBC
LATUA pubiflora (Gris.) Phil.

20. Tablettes ou rotules restaurants de Mynficht

Des perles préparées
Du magistère de corail ; de l'ambre gris
Du sucre très blanc

Mêlez-les & avec du lait d'amandes douces tiré dans l'eau-rose, faites-en des tablettes ou rotules.

Vertus : elles fortifient le cœur & le cerveau, elles réparent les forces abattues : la dose en est depuis une dragme jusqu'à deux.

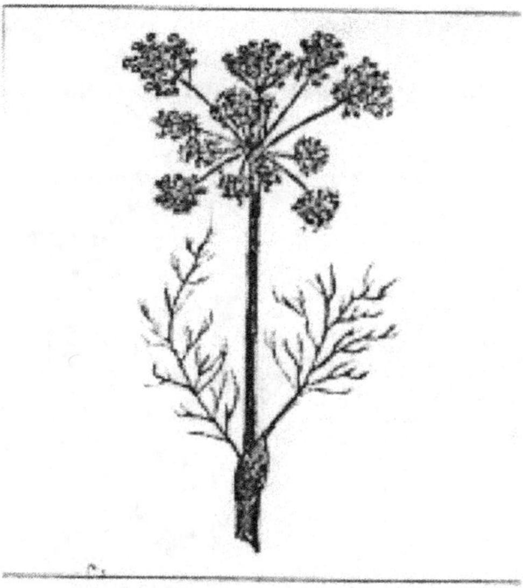

Anethum graveolens

21. Tablettes stomachiques

Du sucre très blanc
De l'eau distillée d'écorce de citron
Cuisez-les ensemble sur un petit feu jusqu'à consistance d'électuaire solide, puis ajoutez-y une noix muscade confite pilée & passée à travers le tamis & de la pulpe de pistaches
Des écorces extérieures d'oranges & de citrons récemment séparées & coupées menu, de la cannelle confite & du macis

Faites-en des tablettes.

Vertus : elles fortifient l'estomac, elles facilitent la digestion, elles corrigent la puanteur de la bouche, elles chassent les vents, elles résistent à la pourriture : la dose en est depuis [une] demi-dragme jusqu'à trois, on en prend après le repas.

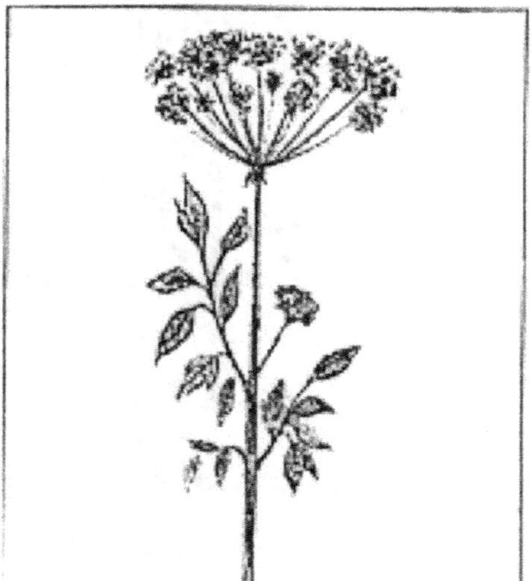

Angelica archangelica

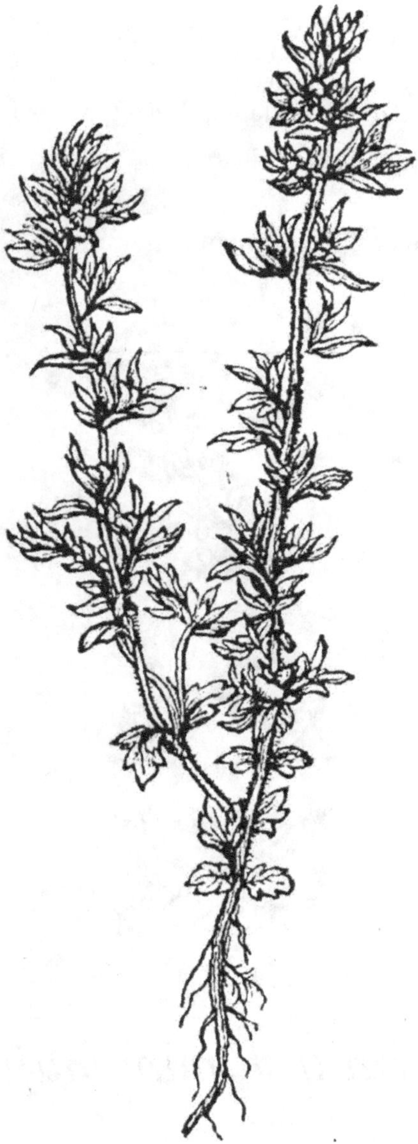

22. Tablettes de Pavot blanc

Du sirop de pavot blanc nouveau.
Faites-le cuire en consistance d'électuaire solide & formez-en des tablettes.

Vertus : elles excitent le sommeil.

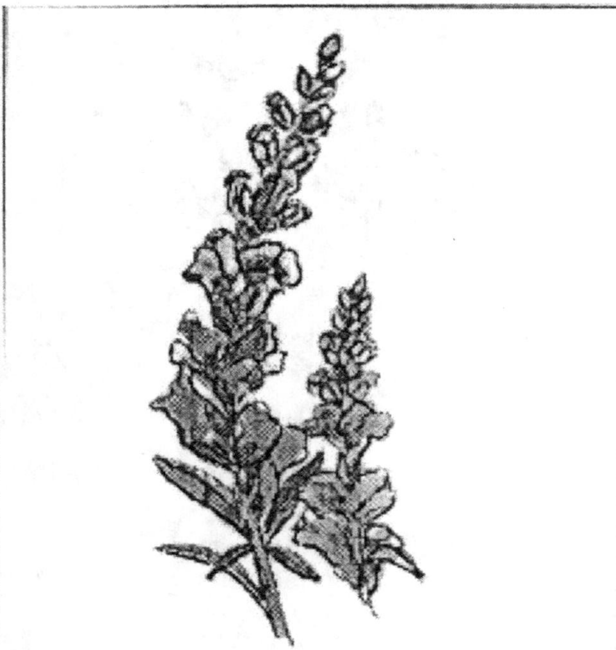

Antirrhinum majus

23. Tablettes ou rotules préservatives mithridatiques de Mynficht

De l'extrait de mithridat préparé avec le vinaigre distillé
De la corne de cerf calciné philosophiquement, de la semence de citron mondé, des fleurs de soufre, des émeraudes préparées & du bol oriental préparé
De la racine de zédoaire & de tormentille
Des perles préparées, du magistère de corail, du camphre
Des huiles de succin blanc rectifié, d'angélique, de girofles & de rue
Du sucre candi dissous dans les eaux d'oseille & de roses

Faites-en des tablettes.

Vertus : elles préservent de la peste, elles résistent au mauvais air & à la malignité des humeurs : la dose en est depuis une dragme jusqu'à trois.

24. Tablettes ou rotules thériacales de Mynficht

De l'extrait de la thériaque d'Andromaque préparé avec le vinaigre distillé
De l'ongle d'élan philosophiquement calciné, de la terre sigillée, de la semence d'oseille, de la teinture ou du baume de soufre, des hyacinthes préparées
Des racines d'aunées & d'angéliques
Du bois d'aloès, de l'os de cœur de cerf & du succin blanc préparé.
Des huiles de camphre & de myrrhe rouge
Des huiles de casse odorante & de zédoaire
Du sucre très blanc

Avec les eaux de scabieuse & de chardon bénit, faites-en des tablettes.

On pulvérisera ensemble l'ongle d'élan calciné dans un grand alambic à la vapeur d'une eau cordiale & râpé, la semence d'oseille, les racines, le bois d'aloès & l'os de cœur de cerf ; d'une autre part la terre sigillée & le sucre : on mêlera les poudres avec les hyacinthes & le succin préparés, le baume de soufre, les huiles, l'extrait de thériaque & ce qu'il faudra d'eaux distillées de scabieuse & de chardon bénit pour faire une pâte solide qu'on formera en tablettes ou en rotules.

Vertus : elles sont propres pour fortifier le cœur, le cerveau & l'estomac & pour résister au mauvais air : la dose en est depuis une dragme jusqu'à trois.

25. Tablettes ou rotules catarrhales froides de Mynficht

De la semence de pavot blanc concassée
Des têtes de pavot blanc grossièrement coupées
Infusez-les pendant quelques jours dans des eaux de scabieuse & de tussilage, après cela distillez l'infusion & dissolvez dans de la liqueur distillée en larmes
Cuisez un peu la liqueur & la filtrez, puis ajoutez-y :
Du sucre blanc

Faites-en des tablettes.

On coupera grossièrement les têtes de pavot ; on concassera la graine, on mettra le tout dans une cucurbite de verre ou de grès ; on versera dessus des eaux de tussilage & de scabieuse ; jusqu'à ce que la matière trempe suffisamment dedans ; on couvrira la cucurbite & on laissera digérer le tout environ deux jours chaudement ; on y adaptera alors un chapiteau avec son récipient, on lutera les jointures & l'on mettra [à] distiller la liqueur au feu de sable, on démêlera dans l'eau distillée le mastic en larmes bien pulvérisé ; on fera bouillir légèrement le mélange & on le filtrera ; on mêlera la liqueur filtrée avec le sucre & on les fera cuire ensemble à petit feu jusqu'à consistance d'électuaire solide, on laissera refroidir à demi la matière & on la versera sur un marbre où l'on aura épars de l'amidon en poudre bien subtil, on la laissera étendre suffisamment & on la coupera en tablettes qu'on gardera dans une boîte en un lieu sec.

Vertus : elles sont propres pour les catarrhes qui viennent d'une férocité âcre & subtile ; ce qu'on reconnaît quand la tête est fort échauffée, que les yeux sont rouges, que la salive est salée ou amère & qu'il y a fièvre : la dose en est depuis une dragme jusqu'à trois.

26. Tablettes d'Encens

De la semence de coriandre
De l'oliban & de la noix muscade
De la réglisse & du mastic
Des cubèbes & de la corne de cerf
De la conserve de roses rouges
Du sucre blanc cuit dans l'eau de bétoine

Faites-en des tablettes.

Vertus : […] Elles fortifient l'estomac & le cerveau, elles aident à la digestion, elles provoquent l'appétit : la dose en est depuis une dragme jusqu'à trois.

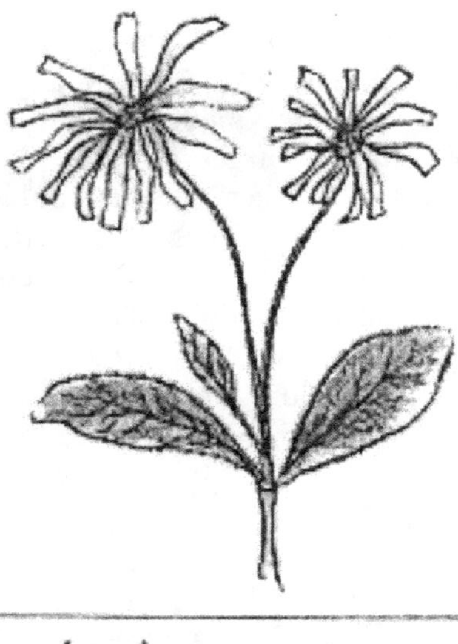

Arnica montana

Des Opiats, des Confections & des Électuaires

Le nom d'*opiat* n'était autrefois donné qu'à des compositions liquides où il entrait de l'opium, mais présentement on donne ce nom à beaucoup d'électuaires où il n'en entre point.

Les noms de *confection* & d'*électuaire* dénotent à peu près la même chose ; le premier vient de *conficere*, qui signifie achever ou perfectionner & le dernier signifie *confectio rerum electarum* ; aussi dit-on *electarium* aussi bien qu'*electuarium*.

Ces trois sortes de préparations ont des consistances à peu près semblables à celles du miel ; elles sont composées de poudres, de pulpes, de sucre, de miel, de liqueurs ; on les destine pour être employées intérieurement.

Elles ont été inventées par les Anciens pour plusieurs raisons ; comme pour corriger l'action trop violente de quelques remèdes, pour exciter & augmenter la vertu de quelques autres, pour unir par le mélange & par la fermentation des qualités des mixtes, afin d'en faire un composé plus parfait, pour pouvoir garder les remèdes longtemps, pour les mettre en état d'être pris facilement & promptement, sans qu'il soit besoin que le malade en attende la préparation.

27. Opiat diacode simple de Galien

Des têtes de pavot de grosseur médiocre

Faites-les macérer sur les cendres chaudes dans l'eau pendant vingt-quatre heures, si elles sont récentes & pendant deux jours lorsqu'elles sont sèches ; après cela faites-les bouillir jusqu'à diminution du tiers de l'humidité ; coulez ensuite cette décoction & l'exprimez, puis dissolvez dans l'expression la moitié moins de pénides ou de vin cuit & enfin cuisez le tout jusqu'à la consistance qu'il faut pour le garder.

Vertus : [...] Il est propre pour adoucir & épaissir les férocités trop âcres qui viennent du cerveau, pour apaiser la toux & pour provoquer le sommeil : la dose en est depuis un scrupule jusqu'à deux dragmes. [...]

Le diacodium doit être donné en plus petite dose dans les pays chauds, comme en Italie, en Languedoc, en Provence, que dans les pays tempérés, parce que plus le Soleil a de force & plus les pivots sont somnifères.

28. Calmant de Nicolas Myrepsus

Des roses rouges & des violettes
De l'opium, des semences de jusquiame, de pavot blanc, d'endive, de laitue, de pourpier & de psyllium ; de l'écorce de racine de mandragore, de la noix muscade, de la cannelle & du gingembre
Du sucre candi
Des trois santaux, de l'ivoire brûlé & de la gomme adraganth

Faites-en une poudre que vous garderez pour l'usage ou bien préparez-en un opiat avec le julep rosat.

Vertus : il est propre pour exciter le sommeil, pour calmer les douleurs, pour fortifier, pour arrêter le sang : la dose de la poudre est depuis [un] demi-scrupule jusqu'à deux scrupules & celle de l'opiat est depuis deux scrupules jusqu'à huit ; on l'applique aussi sur les tempes dans les fièvres ardentes pour calmer les douleurs de tête.

Les ingrédients narcotiques qui entrent dans cette composition, sont l'opium, la semence de jusquiame & l'écorce de racine de mandragore.

29. Philonium chaud de Jacobi Le Mort

Des semences d'anis, de fenouil & de carvi
De la cannelle
Du gingembre & de l'extrait d'opium
De la muscade
Du miel écumé

Mêlez le tout & faites-en un opiat.

[...] il excite le sommeil, il apaise les douleurs, il résiste à la malignité des humeurs : la dose en est depuis [un] demi-scrupule jusqu'à une dragme.

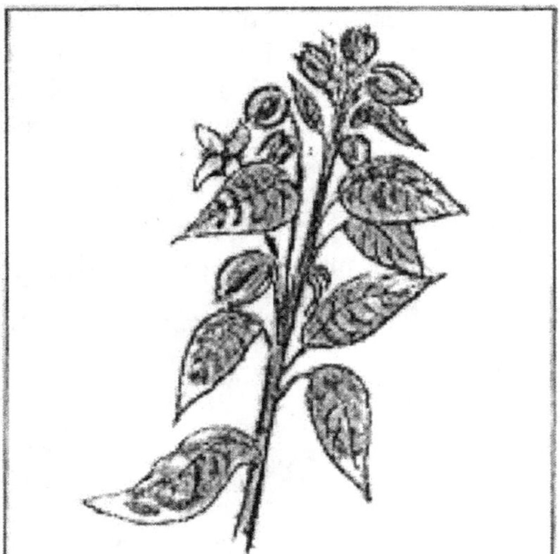

Borago officinalis

30. Opiat alexandrin doré de Nicolas Alexandrini

Du cabaret, du carpo balsame ou à son défaut des cubèbes, de la semence de jusquiame blanche

Du girofle, de l'opium, de la myrrhe & du souchet

De l'opobalsame, ou à son défaut de l'huile de noix muscade, de la cannelle, de la feuille indienne, de la zédoaire, du gingembre, du costus, du corail rouge, de la casse odorante, de l'euphorbe, de la gomme d'adraganth, de l'encens, du storax calamite, de la sauge, du meu-Athamantique, du cardamome ; des semences de séséli, de moutarde, de saxifrage, d'aneth & d'anis

Du bois d'aloès, ou à son défaut du santal citrin, du rhapontic, des trochisques d'alipta moschata, du castoréum, du spica nard, du galanga, de l'opoponax, de l'anacarde, du mastic, du soufre vif ; des racines de pivoine, de chardon à cent têtes, d'acorus vrai ou calamus aromaticus off. d'aristoloche longue, de gentiane & de grande valériane ; de l'écorce de racine de mandragore, des roses rouges, du thym, du pouillot, du chamaedrys, des baies de laurier, des semences d'ammi, de daucus, de carvi, de persil de Macédoine, de lévistic, de rue & d'ache de montagne ; du poivre long & blanc, de l'amome, du bois de baume, ou des rejetons de lentisque, des perles préparées, de l'ongle de Byzance, de l'os de cœur de cerf, des feuilles d'or & d'argent

De la raclure d'ivoire, du calamus aromaticus vrai, du pyrèthre

Du miel écumé

Faites-en un opiat que l'on gardera pour l'usage.

On pulvérisera ensemble toutes les drogues, excepté les perles, l'or & l'argent ; on mêlera la poudre avec les perles préparées, puis on l'incorporera dans le miel écumé un peu chaud, agitant longtemps la matière avec un bistortier ; on y mêlera enfin l'or en feuille, & l'on mettra l'opiat dans un pot qu'on bouchera exactement pour le garder au besoin.

Vertus : il est propre pour les fluxions froides du cerveau, pour l'épilepsie, pour le délire, pour les douleurs des dents, pour résister au venin, pour la peste, pour exciter le sommeil : la dose en est depuis [une] demi-dragme jusqu'à une dragme & demie. [...] Cet opiat est appelé *aurea*, à cause de l'or qui entre ; il a été inventé par un médecin nommé *Alexandre* ; c'est un antidote qui a beaucoup de rapport avec la thériaque ; l'or n'y sert que d'ornement & les perles y sont inutiles. [...]

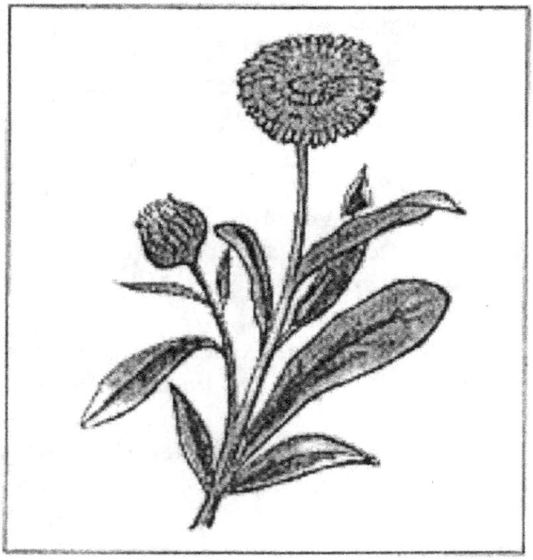

Calendula officinalis

31. Thériaque d'Andromaque

Des trochisques de scille
Des trochisques de vipères & hedycroï, du poivre long & de l'opium
De l'iris de Florence, des roses rouges, du suc de réglisse, de la semence de navet, du scordium, de l'opobalsame ou à son défaut, de l'huile de noix muscade, de la cannelle & de l'agaric
Du spica nard, du dictame de Crète, des racines de quintefeuille, de gingembre, de costus, de rhapontic, du marrube blanc, du stœchas arabique, du jonc odorant, de la semence de persil de Macédoine, du calament de montagne, de la casse odorante, du safran, du poivre blanc & noir, de la myrrhe des Troglodytes, de l'oliban, de la térébenthine de Chio
De l'amome en grappe, des racines de gentiane, d'acorus vrai, du meu athamantique, de valériane, de nard celtique, de chamaepitys, des sommités de millepertuis, des semences d'ammi, de thlaspi, d'anis, de fenouil, de séséli de Marseille, de petit cardamome, de la feuille indienne, des sommités de pouillot de montagne, du chamaedrys, du carpobalsame, des sucs d'hypocistis & de vrai acacia, de la gomme arabique, du storax calamite, de la terre lemnienne, du chalcitis vrai & du sagapénum
De la racine de petite aristoloche, des sommités de petite centaurée, de la semence de daucus de Crète, de l'opoponax, du galabanum pur, du bitume de Judée & du castoréum
Du meilleur miel cuit & écumé
De très bon vin

Faites-en un antidote.

On pulvérisera ensemble toutes les drogues, excepté la térébenthine & l'opobalsame ; il ne faut pas appréhender que les gommes ni les sucs nuisent à la pulvérisation, au contraire ils y seront utiles, en empêchant par leur glutinosité qu'il se fasse trop de dissipation des parties subtiles du mélange.

On mettra dans une grande bassine le miel & le vin d'Espagne, on posera la bassine sur un feu médiocre & quand le miel sera dissous, on le passera par un tamis découvert, afin que s'il contenait quelque impureté, on la séparât. On fera cuire cuire la colature doucement jusqu'à consistance de sirop épais, on retirera la bassine de dessus le feu & quand la liqueur sera à demi refroidie, l'on y mêlera les poudres peu à peu, puis l'opobalsame ou l'huile de muscade & la térébenthine de Chio qu'on aura liquéfiés ensemble sur une petit feu ; on agitera longtemps le mélange avec un grand pilon de bois, puis on le gardera dans un pot bien bouché, ayant soin de le remuer de temps en temps pour y exciter la fermentation.

Vertus : cet antidote ou opiat, est propre contre toutes les maladies contagieuses, comme la peste, les fièvres malignes, la petite vérole, la morsure des bêtes venimeuses, le poison de la cigüe & du napel ; il est bon contre la colique venteuse, contre les vers ; on s'en sert pour l'asthme, pour les fièvres intermittentes, pour la paralysie, pour l'apoplexie, pour l'épilepsie, pour la léthargie, pour les maladies hystériques. Lorsqu'elle est bonne alors pour arrêter les hémorragies & les cours de ventre ; mais en vieillissant elle perd cette qualité somnifère, parce que les parties visqueuses de l'opium ont été entièrement raréfiées & exaltées par la fermentation, en sorte qu'elles ne sont plus capables de suspendre ni de modérer le mouvement des esprits animaux dans le cerveau, ce qui était nécessaire pour exciter le sommeil.

La dose de la thériaque est depuis un scrupule jusqu'à une dragme.

Andromaque, médecin de l'empereur Néron, ayant voulu raffiner sur le mithridate, environ cent quarante ans après que les Romains l'eurent mis en usage, inventa cette composition & la décrivit en vers élégiaques [...].

Plusieurs tirent l'extrait de la thériaque récente avec de l'esprit-de-vin & ils se servent de cet extrait sous le nom de *laudanum tutissimum* ; mais j'estime qu'il vaut mieux employer la thériaque en substance qu'en extrait, parce qu'en faisant cet extrait on laisse échapper ce qu'il y a de plus volatil & de plus essentiel dans la composition.

La thériaque vieille est préférable à la récente, quand il s'agit de résister au venin, parce qu'ayant fermenté, ses parties se sont subtilisées, exaltées & rendues capables de dissoudre & de raréfier les congélations qui se sont faites dans le sang & dans les autres humeurs, soit par les morsures ou piqûres des animaux venimeux, soit par les autres poisons coagulants, soit par l'air infecté, soit par la trop grande quantité d'acides qui se rencontrent dans le corps.

La thériaque vieille est encore préférable à la nouvelle pour fortifier le cerveau & l'estomac, pour exciter la transpiration, parce que dans la longue fermentation il s'y est fait beaucoup de parties subtiles, propres à produire cet effet. [...]

La thériaque est l'assemblage d'un grand nombre d'ingrédients d'espèces & de vertus différentes, lesquels, quoiqu'ils semblent mal appropriés, ne laissent pas de produire tous ensemble un bon effet pour plusieurs maladies ; il ferait néanmoins fort à propos de retrancher de sa description plusieurs drogues qui doivent être ou nuisibles ou inutiles, comme l'agaric, le suc de réglisse, le rhapontic, la quintefeuille, le *cassia lignea*, la térébenthine, le malathrum, l'hypocistis, l'acacia, la gomme arabique, la terre sigillée, le chalcitis. Je trouve aussi qu'on y fait entrer trop d'opium, car la vertu narcotique n'est pas celle qui doit être la plus estimée dans la thériaque, on y demande une qualité alexitère, qui consiste dans des parties subtiles & exaltées.

Au reste, quoique cette composition soit en une espèce de vénération dans la médecine, soit par son antiquité, soit par les effets qu'elle a produits, il me semble qu'on pourrait faire un remède plus efficace avec un petit nombre des espèces les plus essentielles qu'elle contient, choisies & mêlées ensemble, suivant l'idée du médecin, sans se mettre en peine de faire une préparation si grande & si embarrassante ; car il arrive fort souvent que certaines drogues qui entrent dans la thériaque sont bonnes pour un tempérament & sont nuisibles pour un autre : il est malaisé d'accorder pour toutes les maladies où l'on donne la thériaque, un si grand nombre de diverses drogues entassées les unes sur les autres, qui ne semblent point y avoir été mises par le choix d'un médecin habile. Hippocrate ne donnait pas une si grande étendue aux compositions dont il se servait, & nous voyons que les recettes des médecins anciens & modernes les plus expérimentés sont courtes & renfermées dans un nombre de drogues simples fort modéré ; mais il y a de l'apparence que ceux qui ont inventé la thériaque, le mithridate & plusieurs autres longues compositions de pharmacie semblables, ont cru qu'en mêlant ensemble une grande diversité de mixtes, ils obtiendraient par l'un ce qu'ils ne pourraient pas obtenir par l'autre, le remède se trouvant quelquefois plus savant que celui qui le donne.

32. Thériaque des Pauvres ou des Quatre Drogues de Mésué

Des racines de gentiane & d'aristoloche ronde ; des baies de laurier & de la myrrhe choisie
De très bon miel écumé

Faites-en un électuaire.

On pulvérisera la myrrhe à part & les trois autres ingrédients ensemble ; on mêlera les poudres & on les incorporera dans le miel écumé, cuit en consistance de sirop épais & à demi-refroidi ; on agitera quelque temps la matière avec un bistortier & l'on gardera cet électuaire dans un pot bien bouché. On l'appelle *Thériaque des pauvres*, parce qu'il se fait à peu de frais & en peu de temps.

Vertus : elle est propre contre les piqûres des bêtes venimeuses, contre l'épilepsie, les convulsions, la colique, pour faire sortir l'arrière-faix, pour exciter les mois aux femmes, pour fortifier l'estomac : la dose en est depuis un scrupule jusqu'à une dragme.

33. Grande Athanasie d'Avicenne

Du foie de loup préparé, de l'aigremoine, du safran, de la myrrhe, du castoréum, du costus, du cardamome, du spica nard, de l'opium, des semences de pavot noir & de jusquiame blanche, de la corne droite de chèvre
Du miel écumé

Mêlez le tout & faites-en un opiat.

Vertus : il est propre pour calmer les vapeurs, pour apaiser les douleurs, pour arrêter & pour adoucir les férocités âcres qui descendent sur la poitrine, pour exciter le sommeil, pour résister à la malignité des humeurs, pour la colique : la dose en est depuis [un] demi-scrupule jusqu'à une dragme.

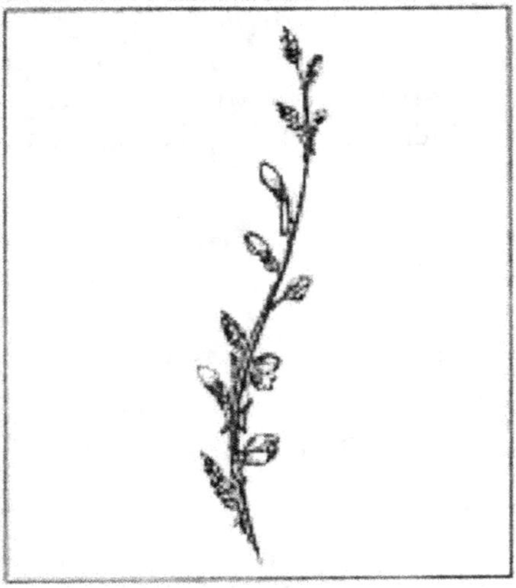

Calluna vulgaris
Bruyère

34. Antidote de Matthiole réformé

Des troncs de vipères avec les cœurs & les foies
De la casse odorante
De la corne de cerf
Des racines de grande valériane, de calamus aromaticus, de souchet, d'aristoloche ronde, d'aunée, de costus, d'iris de Florence, des feuilles de dictame de Crète & du safran
De la racine de gentiane, du girofle, de la noix muscade, du macis, de l'oliban, du storax calamite, de la myrrhe, du sagapénum & de l'opoponax
Des racines de galanga, d'impératoire, de dictame blanc, d'angélique, de zédoaire, de gingembre, des semences de citron, de pivoine, de basilic, de thlaspi, d'ammi, de fenouil, des grains de kermès, de la pulpe de scille, des sommités de mamrum, de millepertuis, de jonc odorant, de marrube, de sabine, du camphre
Des baies de laurier, de genièvre, de cubèbes, de scordium, de calament, de rue, de menthe, de bétoine, de mélisse ; des fleurs de stœchas arabique, de petite centaurée & de nard celtique
Du poivre noir, de tous les santaux & de l'opium
Des fleurs de sauge, de roses & de lavande
De l'os du cœur de cerf, de la verge de cerf, du castoréum, de l'unicorne, du musc & de l'ambre gris
De la thériaque
Du vin d'Espagne
Du meilleur miel écumé

Mêlez le tout & faites-en un électuaire.

Il est propre contre la peste & contre toutes les autres maladies contagieuses, il résiste au mauvais air on s'en sert contre la morsure des bêtes venimeuses : la dose en est depuis un scrupule jusqu'à une dragme.

35. Confection Alkermes

De la soie crue
Faites-la infuser pendant vingt-quatre heures dans de l'eau-rose et autant de suc épuré de pommes de reinettes
Après une expression forte de cette infusion & une légère ébullition, dissolvez-y :
Du suc des grains de kermès, nouvellement tiré
Du sucre blanc (ou du sirop de kermès)
Cuisez le tout en consistance de miel & après l'avoir tiré du feu & lorsqu'il est encore chaud, on y ajoutera :
Du santal citrin & de la cannelle
Du musc oriental & des feuilles d'or

Faites-en une confection dont une portion sera préparée sans les drogues odorantes.

On pulvérisera ensemble le santal & la cannelle ; d'une autre part, l'ambre gris & le musc dans un mortier, dont on aura oint le fond avec deux gouttes d'huile de cannelle ou de girofle, pour empêcher que les ingrédients ne s'y attachent trop & pour augmenter la vertu cardiaque de la poudre ; on mêlera les poudres avec la pierre d'azur & les perles préparées.

On appelle *soie crue* celle qui se sépare immédiatement des cocons, après que les vers à soie en ont été tirés ; mais plusieurs se servent du cocon même, après en avoir retranché l'enveloppe extérieure & une petite membrane intérieure qui se trouve joignant les vers. On incisera cette soie sans cocon ou avec le cocon, par petits morceaux & on la mettra infuser pendant vingt-quatre heures chaudement dans l'eau-rose & le suc de pommes dépuré ; on coulera l'infusion, l'on fera cuire le sucre jusqu'à consistance d'électuaire solide ; on le décuira avec le suc de kermès, sans qu'il soit besoin de le faire bouillir ; on retirera alors la bassine de dessus le feu & quand le sirop sera presque refroidi, l'on y mêlera exactement les poudres, puis on mettra la confection dans un pot de faïence & l'on y ajoutera les feuilles d'or qu'on étendra doucement avec une espatule d'ivoire, afin qu'elles rendent la composition plus belle ; on bouchera bien le pot & l'on gardera cette confection pour le besoin.

On en doit réserver à part une partie, où l'on n'aura mêlé ni ambre ni musc, pour l'usage des femmes, à qui les odeurs excitent des vapeurs.

Quand on prépare cette confection dans les lieux où croît le kermès, comme en Languedoc, en Provence, il vaut mieux employer le suc de kermès, que le sirop tout fait, parce qu'on est sûr qu'il est nouveau ; mais dans les pays éloignés de ces Provinces, il faut nécessairement se servir du sirop qu'on transporte partout, on doit alors choisir le plus beau comme le meilleur.

Vertus : la confection alkermes est propre pour fortifier le cœur, l'estomac & le cerveau, pour résister à la pourriture, pour réveiller les esprits, pour chasser la mélancolie, pour exciter la semence. On en donne dans les palpitations, dans les syncopes ; elle empêche l'avortement : la dose en est depuis un scrupule jusqu'à une dragme ; on l'applique aussi en épithème sur les régions du cœur et de l'estomac. [...]

36. Électuaire de Satyrium

Des racines de satyrium bien nourries & ramollies par la cuisson dans l'eau de fleurs d'oranges
De la racine de chardon Roland confite, des pistaches mondées, de la confection alkermes avec l'ambre & le musc
De la noix muscade confite & du gingembre confit
Des reins de scinc, du priape & des testicules de cerf & de la poudre de vipères
Des semences de roquettes & de frêne
Du poivre long, du petit cardamome & de l'ambre gris
Du musc oriental
Des huiles de cannelle & de girofles

Faites-en un électuaire avec le sirop d'œillets.

[...] on fera sécher à la cheminée les reins de scinc marin avec le priape & les testicules de cerf ; on les coupera par petits morceaux & on les pulvérisera avec les semences, le poivre & le cardamome ; d'une autre part, on pulvérisera ensemble l'ambre gris & le musc dans un mortier, dans le fond duquel on aura jeté quelques gouttes d'huile de girofles ; on mêlera les poudres avec celle de vipères.

On choisira les racines de satyrium les mieux nourries & après les avoir nettoyées, on les mettra [à] cuire dans de l'eau de fleurs d'oranges jusqu'à ce qu'elles soient mollettes, on les retirera de l'eau, on les pilera dans un mortier de marbre avec la racine de chardon Roland confite, les pistaches mondées, les muscades & le gingembre confits jusqu'à ce que le tout soit en pâte ; on passera la matière par un tamis de crin renversé pour en avoir la pulpe, on la mettra dans le mortier de marbre ; on y mêlera exactement la confection alkermes complète, les poudres & ce qu'il faudra de sirop d'œillet cuit en consistance de miel, pour faire un opiat ou électuaire qu'on gardera dans un pot bien bouché.

Vertus : il réveille & émeut les esprits, il excite la semence, il rétablit les forces abattues : la dose en est depuis une demi-dragme jusqu'à deux.

L'eau de fleurs d'oranges dans laquelle on fait bouillir & cuire les racines de de satyrium ne leur communique guère plus de vertu que ferait de l'eau commune, parce que son odeur, en quoi consiste sa qualité, se détruit en bouillant.

Cette coction emporte aussi beaucoup de principes actifs des racines ; car il s'en dissout considérablement dans l'eau & l'on peut dire que la racine cuite qu'on emploie, est privée de ce qu'elle avait de meilleur & de plus essentiel. Je voudrais donc pour remédier à cet inconvénient, qu'on se contentât de faire cuire ces racines dans les cendres pour les piler ensuite, comme il a été dit ou bien qu'on les employât crues, après les avoir râpées & réduites en pâte, comme l'on râpe beaucoup d'autres racines ou bien qu'on les fît sécher & qu'on les pulvérisât pour les mêler ensuite dans la composition.

Les racines de chardon Roland confites ne me paraissent pas avoir grande vertu, je voudrais les retrancher & en leur place augmenter de deux onces les racines de satyrium.

Je trouve qu'on demande trop d'ambre gris dans cette description ; cette drogue excite parfois des vapeurs aux hommes comme aux femmes, quand on la donne en trop grande quantité : je serais d'avis qu'on en retranchât le tiers au moins.

37. Électuaire de Puissance

De l'électuaire de satyrium
Des pistaches mondées & des pignons mondés
De l'électuaire d'acorus
De la chair de scincs marins, de la noix muscade, de la racine de satyrium sèche, de la poudre des trois poivres, de la poudre des espèces de la confection anacardine
Du priape de taureau & de cerf & des testicules de cheval
Du borax de Venise, du petit cardamome, des semences de roquette, d'ortie & de panais
Du musc
De l'ambre gris
Du miel anthosat cuit en consistance d'opiat

Faites-en un électuaire.

Vertus : il fortifie les nerfs, il recrée le cerveau, le cœur & l'estomac, il excite la semence : la dose en est depuis une demi-dragme jusqu'à une dragme & demie.

Le nom de cet électuaire lui a été donné en raison de ses vertus par lesquelles il subtilise & exalte les esprits animaux, pour les rendre capables de produire un grand effet.

38. Électuaire de Vie d'Arnaud de Villeneuve

Des raisins secs
De la réglisse râpée

Faites-les cuire dans de l'eau commune, coulez la décoction & l'exprimez ; ensuite faites bouillir dans cette décoction :

Des cinq mirobolans

Puis dans l'expression de cette seconde décoction, faites cuire :

Du sucre blanc

En dernier lien ajoutez-y :

Des poudres de cannelle choisie, de girofles, de galanga & de noix muscade
Des semences d'anis & de fenouil

Mêlez le tout & faites-en un électuaire.

Vertus : il fortifie l'estomac & le cerveau, il excite l'appétit, il réveille les esprits : la dose en est depuis une demi-dragme jusqu'à une dragme & demie.

39. Électuaire pectoral

Des pignons
Du suc de réglisse, des amandes douces, des avelines
De l'hysope, des capillaires, de ma semence d'ortie, des racines d'iris & d'aristoloche ronde
De la racine d'aunée, du poivre noir, de la semence de cresson aquatique
Du miel écumé

Faites-en un électuaire.

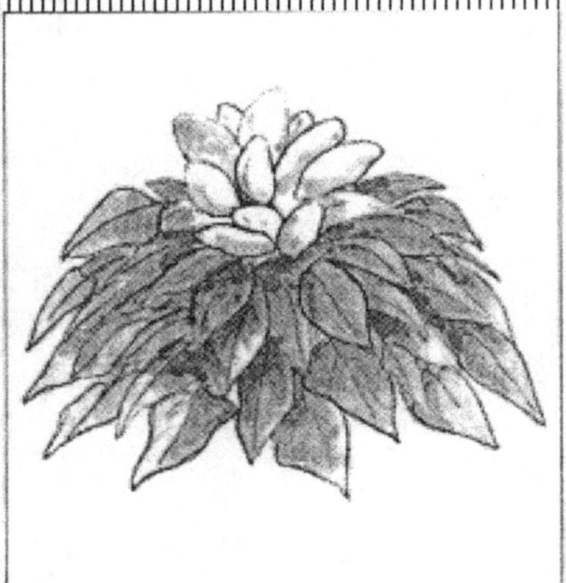

Capsicum annuum

40. Électuaire d'Œuf de l'empereur Maximilien

Un œuf de poule frais pondu, puis en ayant tiré le blanc par la pointe, vous remplirez le vide de safran oriental non pulvérisé, sans en tirer le jaune & ensuite vous le boucherez avec une autre coquille, en sorte qu'il n'en puisse rien sortir : mettez-le après cela dans un petit pot de terre, que l'on placera derrière un fourneau où il y aura du feu, jusqu'à ce que toute la coquille de l'œuf devienne noire & cependant prenez bien garde que le safran ne brûle.

Alors vous ferez sécher la matière que vous aurez tiré de l'œuf, afin que l'on puisse la réduire en poudre très subtile, y ajoutant de la poudre de moutarde blanche autant pesant que toutes les autres drogues.

Des grains de genièvre, du camphre ; des racines d'angélique, de pimprenelle & de zédoaire.

Des racines de dictame blanc & de tormentille.

De la corne de cerf, de la myrrhe & de la noix vomique.

Mêlez tous ces ingrédients dans un mortier & ajoutez-y enfin de la thériaque autant que de tout le reste & une cuiller de sirop de limons.

Pilez le tout de nouveau & fortement pendant trois heures & faites-en un électuaire.

Vertus : il est principalement employé pour la peste, il résiste au venin, il pousse par la transpiration les mauvaises humeurs : la dose en est depuis un scrupule jusqu'à une dragme.

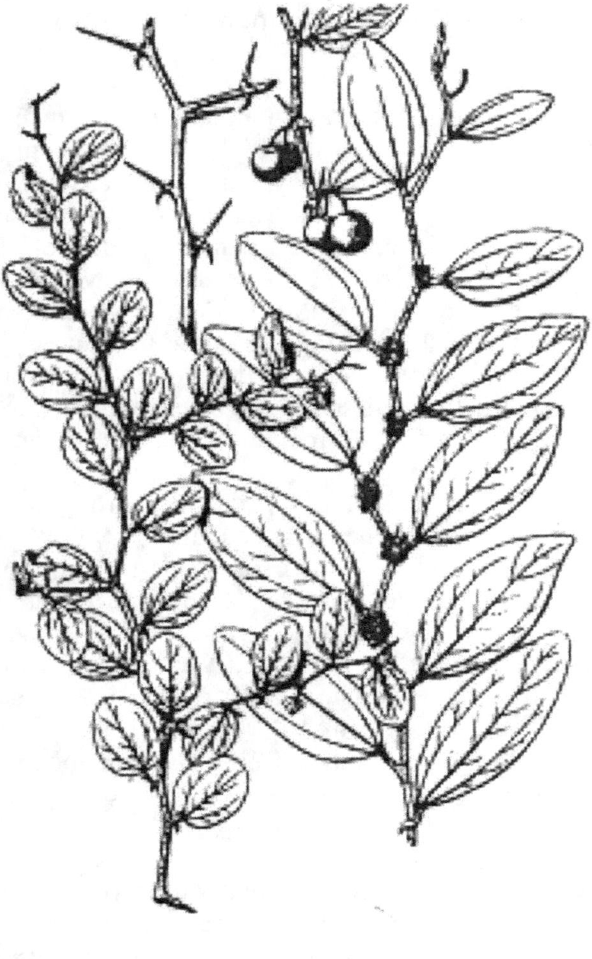

41. Électuaire de Noix

Des noix, des figues grasses
De la rue sèche, du sel commun
Du miel écumé, cuit en consistance d'opiat

Faites-en un électuaire.

On pilera dans un mortier de marbre les figues sèches & les noix séparées de leurs écailles, on les humectera avec un peu de miel écumé pour les réduire en une pâte liquide qu'on passera par un tamis de crin renversé, on pulvérisera subtilement les feuilles de rue sèches & le sel, on fera cuire le miel en consistance d'opiat, on y démêlera hors du feu les pulpes, puis les poudres pour faire du tout un électuaire qu'on gardera au besoin.

Vertus : il est sudorifique, stomacal & hystérique ; il résiste à la malignité des humeurs : la dose en est depuis [une] demi-dragme jusqu'à deux dragmes.

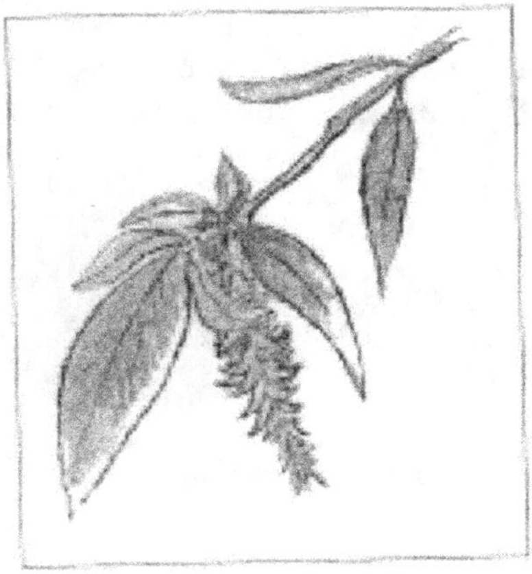

Carpinus betulus
Charme

42. Électuaire Chalybé de Fabrice Barzon

Du safran de mars apéritif
De la cannelle, de la muscade, de la poudre aromatique rosate
De la rhubarbe
Du miel écumé & du sucre blanc

Faites-en un électuaire.

On pulvérisera ensemble la cannelle, la muscade & la rhubarbe ; on broiera longtemps sur le porphyre le safran de mars apéritif, jusqu'à ce que qu'il soit en poudre impalpable ; on mêlera ces poudres avec celle d'*aromaticum rosatum*, on écumera le miel sur un peu de feu avec de l'eau, on y joindra du sucre ; on fera cuire le mélange en consistance d'opiat, puis étant à demi refroidi, l'on y incorporera les poudres, pour en faire un électuaire qu'on gardera dans un pot bien bouché.

Vertus : il est propre pour exciter les mois aux femmes, pour les pâles couleurs & pour toutes les autres obstructions : la dose en est depuis [une] demi-dragme jusqu'à deux dragmes.

43. Électuaire de Scories de Fer de Rhafis

De l'encens, du spica nard, du jonc odorant, du souchet, du gingembre, du poivre & de la semence d'ammi
Des scories de fer infusées dans le vinaigre pendant sept jours, puis séchées au feu
Des mirobolans bellériques, indiens & embliques
Du miel de mirobolans cuit en consistance d'opiat

Faites-en un électuaire.

Vertus : il est propre pour lever les obstructions, pour exciter les mois aux femmes, pour abattre les vapeurs : la dose en est depuis [une] demi-dragme jusqu'à deux dragmes.

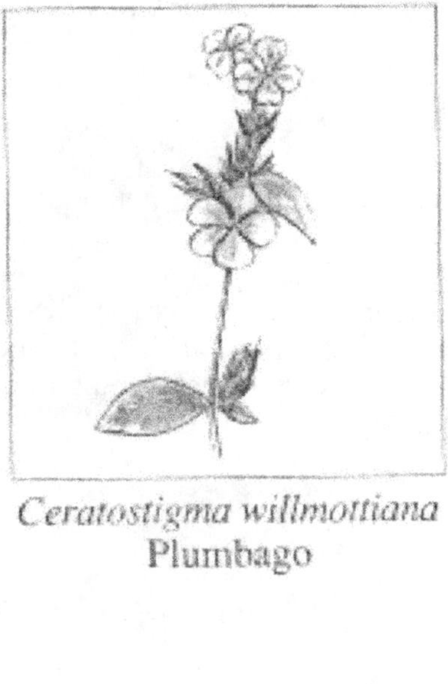

Ceratostigma willmottiana
Plumbago

44. Confection styptique de Mésué

De la teinture de mars, de rhubarbe, de corail sec & du suc de chélidoine
De la tormentille, de la zédoaire, de la gomme arabique, du girofle, du gingembre blanc & de la noix muscade
De la terre sigillée, du succin blanc préparé, du calamus aromaticus, du petit galanga, des deux cardamomes, de la cannelle fine
Des coquilles d'écrevisses cuites dans du vinaigre, des semences de sanguinaire, de plantain & de pavot noir, des écorces d'oranges
Des feuilles de sauge aiguë, de pimprenelle & de menthe crêpée
Du priape de taureau, de la coriandre préparée & de l'acacia
De la noix de cyprès, des grenouilles brûlées & du talc calciné
De l'huile carminative de Mynficht
Du cotignac simple

Faites-en un électuaire.

Vertus : elle est bonne dans tous les cours de ventre, dans les hémorrhagies, pour arrêter la gonorrhée, pour fortifier l'estomac : la dose en est depuis une dragme jusqu'à [une] demi-once.

45. Électuaire royal

Des pignons
Des amandes douces
Des roses rouges
Du santal citrin
De l'ambre gris
Du musc
Du sucre blanc dissous dans l'eau-rose

Faites-en un électuaire.

Vertus : il fortifie le cœur, l'estomac & la poitrine, il restaure les esprits & il excite la semence : la dose en est depuis [une] demi-dragme jusqu'à deux dragmes.

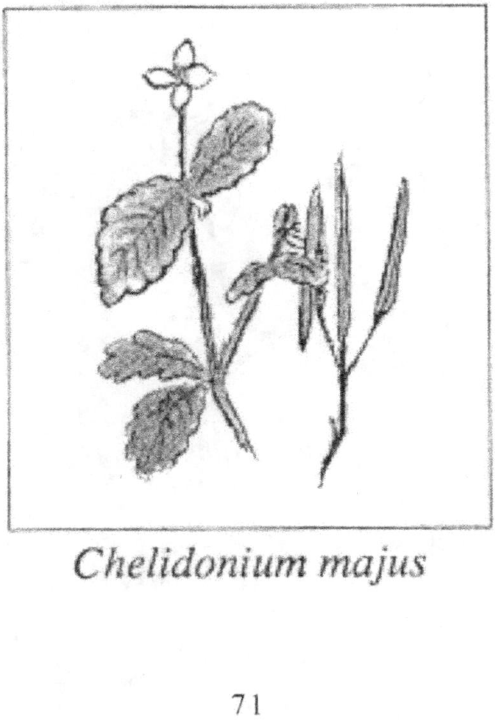

Chelidonium majus

46. Électuaire pour aiguiser la Vue de Bateus

Des sucs dépurés de rue & de chélidoine
Du meilleur miel qu'il se pourra
Faites-le cuire en l'écumant jusqu'à une bonne consistance ; ensuite ajoutez-y :
De la poudre des sommités d'euphraise à rejetons noirs
De semence de fenouil
De la cannelle, des cubèbes, du girofle, du macis & du poivre long

Mêlez le tout & faites un électuaire.

[...] Vertus : il est bon pour aiguiser la vue & la fortifier. L'auteur recommande d'en prendre matin & soir trois dragmes à la dose.

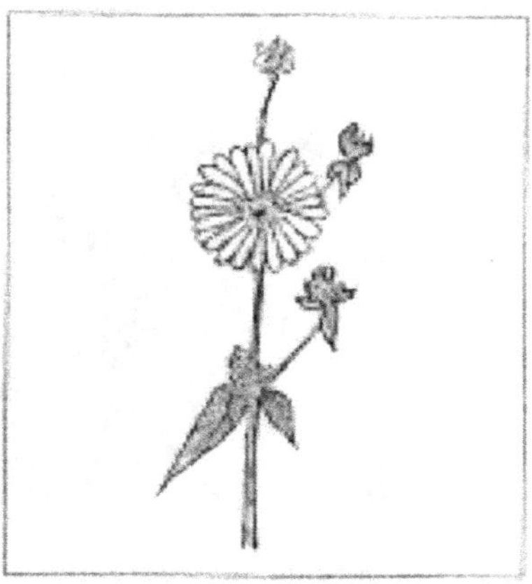

Cichorium intybus
Chicorée

47. Électuaire de Pêches de Mésué

De la chair de pêches presque mûres qui soit bien mondée & du suc d'autres pêches tiré d'expression
Du sucre blanc
De la cannelle, des cubèbes & du macis
Du bois d'aloès & du santal citrin
Du musc

Mêlez le tout & faites un électuaire.

On aura des pêches avant qu'elles soient tout à fait mûres, on en ôtera la peau & le noyau, on les fera cuire dans du suc d'autres pêches qu'on aura tiré par expression : on en passera la pulpe par un tamis de crin renversé & l'on fera cuire le sucre dans la décoction coulée jusqu'à consistance de miel. Cependant on pulvérisera subtilement ensemble la cannelle, le santal, le bois d'aloès, les cubèbes & le macis ; d'une autre part, le musc avec un petit morceau de sucre candi ; on mêlera la pulpe avec le miel cuit, on mettra [à] dessécher le mélange sur un petit feu, jusqu'à ce qu'il soit en consistance de conserve ; puis on y mêlera, quand il sera presque froid, les poudres, pour faire un électuaire qu'on gardera au besoin dans un pot bien bouché.

Vertus : il fortifie l'estomac, il corrige la mauvaise bouche : la dose en est depuis une dragme jusqu'à une demi-once.

48. Électuaire de Pommes de Mésué

Des pommes douces de reinette pelées & bien mondées de leurs semences
Du sucre blanc
De l'eau-rose
Du bois d'aloès, de la cannelle & du girofle
Du santal citrin
De l'ambre gris
Du musc

Mêlez le tout & faites-en un électuaire.

On choisira des pommes douces & agréables au goût, on les pèlera, on les coupera par quartiers, on en séparera le cœur, on les fera bouillir dans de l'eau jusqu'à ce qu'elles soient molles ; on les passera par un tamis pour en tirer la pulpe. On pulvérisera ensemble le bois d'aloès, la cannelle, les girofles & le santal citrin ; d'une autre part, l'ambre gris & le musc avec un petit morceau de sucre candi, on mêlera les poudres. On fera cuire le sucre avec la décoction de pommes coulée & l'eau de roses jusqu'à consistance d'opiat, on y délaiera la pulpe de pommes, on fera dessécher le mélange sur un petit feu, l'agitant incessamment avec un bistortier, jusqu'à ce qu'il soit en consistance de conserve ; on le retirera alors de dessus le feu & quand il sera presque refroidi, l'on y incorporera les poudres, pour faire un électuaire qu'on gardera dans un pot bien bouché.

Vertus : il fortifie le cœur & l'estomac, il aide à la digestion, il donne une bonne bouche, il excite la joie : la dose en est depuis une dragme jusqu'à une demi-once.

49. Électuaire de Chasteté de Bateus

Du camphre
De la réglisse
Des semences d'agnus castus & de jusquiame
Faites de ce mélange une poudre, à laquelle vous ajouterez
De la conserve de fleurs de nénuphar
Du sirop de nénuphar autant qu'il en faut

Faites du tout un électuaire [pulvérisation puis mélange].

Vertus : il est propre pour réprimer les trop grandes ardeurs de Vénus & pour l'incontinence ; on en prend matin & soir à la dose de deux ou trois dragmes, buvant par dessus un verre de petit lait frais dans lequel on aura éteint un morceau de fer rougi au feu ; on oindra les parties génitales avec de l'huile de semence de jusquiame tirée par expression.

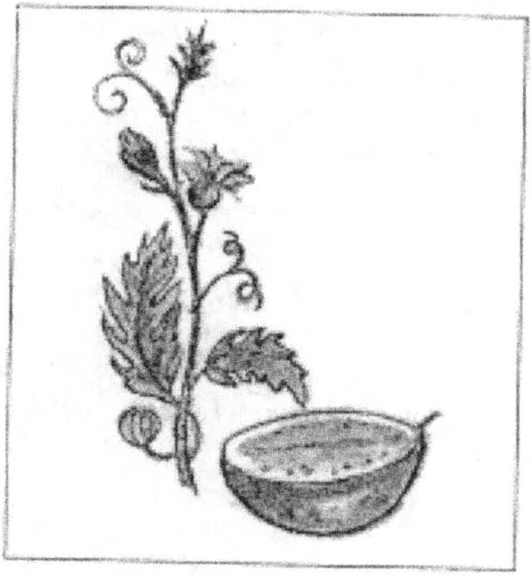

Citrullus vulgaris

50. Confection cordiale contre la Mélancolie

Des perles préparées
Des feuilles d'or & d'argent
Des hyacinthes préparées
De la cannelle, du girofle & du macis
Du sucre blanc
De l'eau rose

Faites-en une confection.

On pulvérisera subtilement le girofle, le macis & la cannelle ensemble, on mêlera la poudre avec les perles & les hyacinthes préparées : on mettra [à] cuire le sucre avec l'eau de roses jusqu'à consistance de sirop épais, on le laissera refroidir à demi, on y mêlera exactement les poudres avec un bistortier, puis enfin on y ajoutera les feuilles d'or & d'argent ; on gardera cette confection dans un pot bien bouché.

Vertus : elle fortifie le cœur, le cerveau & l'estomac ; elle abaisse les vapeurs, elle dissipe la mélancolie : la dose en est depuis une dragme jusqu'à deux.

50bis. Confection cordiale réformée

De la cannelle, du girofle, du macis, des perles préparées
Du sirop d'œillets

Mêlez le tout & faites-en un électuaire.

51. Électuaire catholicon pour les clystères de François Verny

Du polypode de chêne concassé
Des feuilles de mauve, de mercuriale, de pariétaire, de violier
De la semence de fenouil
Faites bouillir le tout selon l'art dans l'eau de fontaine jusqu'à la consomption du tiers, puis dissolvez dans la colature du meilleur miel
Cuisez le tout en consistance de sirop, après cela dissolvez-y :
De la pulpe de pruneaux
Et ajoutez-y en dernier lieu
De la poudre de séné, de violettes, de polypode, de rhubarbe & de semence d'anis
Des quatre grandes semences froides
De la réglisse

Faites-en un électuaire.

On concassera bien dans un mortier [une] demi-livre de polypode de chêne, on la mettra à bouillir quelque temps dans douze livres d'eau, puis on y ajoutera le fenouil concassé & les herbes incisées, pour faire une forte décoction ; on la coulera & on la séparera en deux parties ; en l'une on fera cuire le miel & en l'autre les pruneaux, pour en tirer la pulpe ; quand le miel sera cuit en consistance de sirop épais, on y mêlera avec un bistortier la pulpe de prunes qu'on aura auparavant suffisamment desséchée, puis la poudre, pour du tout faire un électuaire qu'on gardera au besoin.

Vertus : il ramollit les humeurs & il les purge ; on ne s'en sert que dans les lavements : la dose en est depuis [une]demi-once jusqu'à deux onces pour chaque lavement.

52. Électuaire de Cabaret de Fernel

Des sirops de menthe & de violettes
Cuisez-les en consistance de miel & après les avoir ôtés du feu, jetez-y :
De la poudre de racine de cabaret
De courge séchée, des semences de rave & d'ortie macérées dans l'eau de rose puis séchées
De la semence de fenouil & de la cannelle

Faites-en un électuaire liquide.

Vertus : il fait vomir doucement & il purge les selles, il lève les obstructions : la dose en est depuis une dragme jusqu'à six.

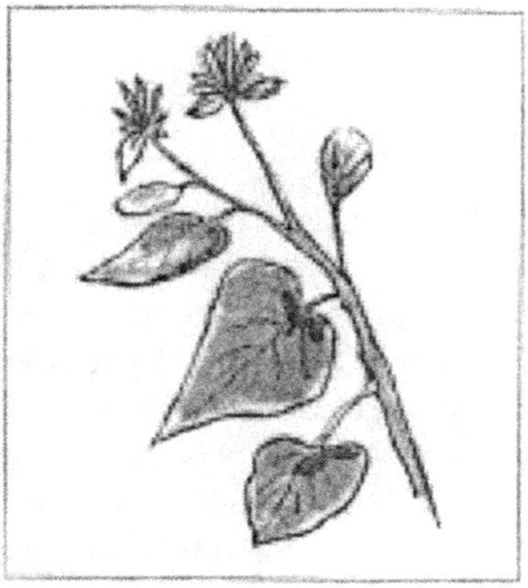

Clematis vitalba
Clématite

Des Eaux distillées en général

Comme la distillation des eaux est aussi nécessaire dans la Pharmacie ordinaire que dans la Chimie, j'ai trouvé à propos d'en faire suivre ici un Traité. Je ne rapporterai point celles qui dépendent purement de la Chimie, comme les eaux-fortes, l'eau-de-vie ordinaire, l'eau styptique, l'eau phagédénique, parce que je les ai décrites assez au long dans mon *Livre de Chimie.*

La distillation est une raréfaction & une exaltation des parties humides & les plus essentielles des mixtes réduites par le feu en vapeurs, lesquelles étant montées au chapiteau & y trouvant du rafraîchissement, se condensent en gouttes qui descendent dans le récipient.

On fait les distillations afin de séparer les substances les plus pures des mixtes & pour le pouvoir conserver sans qu'elles se corrompent.

On divise les eaux distillées en simples & en composées ; les simples sont celles qu'on tire de la plante sans addition, comme l'eau de plantain, l'eau de roses, l'eau d'oseille ; les composées sont celles où il entre plusieurs espèces d'ingrédients, comme l'eau thériacale, l'eau impériale.

On doit, autant qu'on peut employer des vaisseaux de verre ou de terre pour la distillation des eaux ; mais quand ces vaisseaux ne sont pas assez grands pour beaucoup de matière qu'on veut distiller à la fois, il faut se servir de vaisseaux de cuivre étamés en dedans, comme je l'ai remarqué dans mon *Livre de Chimie.*

Il y a deux sortes de distillations, une qui se fait *per ascensum*, & l'autre *per descensum* ; la première & la plus ordinaire est quand échauffe la matière par-dessous ; la seconde est quand on met le feu sur la matière qu'on veut échauffer, alors la vapeur qui en sort ne pouvant point s'élever, elle se précipite au fond du vaisseau.

Comme les mixtes, dont on tire les eaux, sont de différentes substances, les unes volatiles, les autres fixes ; les unes aqueuses ou phlegmatiques, les autres sèches & salines ; il faut se servir de moyens différents pour enlever par la distillation, autant qu'il se peut, de leurs parties les plus essentielles. Je donnerai des modèles pour y réussir.

Les eaux distillées peuvent être gardées plusieurs années, sans qu'elles se corrompent, parce qu'on en a séparé par la distillation, les substances fermentables qui pouvaient les faire gâter ; mais on doit les renouveler toutes les années, à cause que la vertu, qu'elles ont apportées de la plante, se détruit beaucoup dans l'hiver.

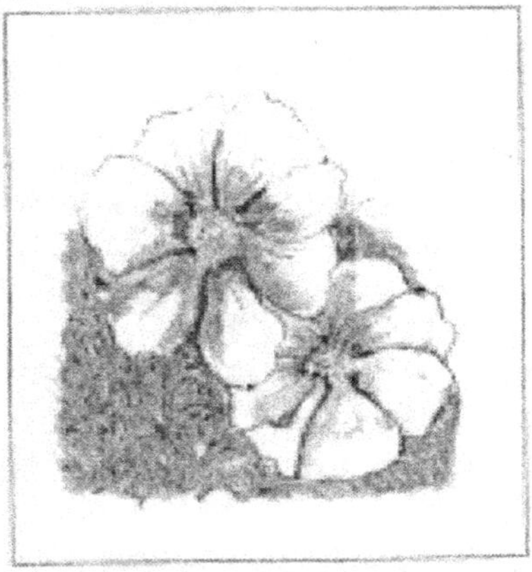

Cosmos bipinnatus

53. Eau de Plantain

Des feuilles de plantain nouvellement cueillies, ce que vous voudrez

Pilez-les dans un mortier de marbre & les mettez ensuite dans une cucurbite étamée, jetez dessus du suc de plantain nouvellement tiré par expression, ce qu'il en faudra : mettez alors le chapiteau d'airain sur la cucurbite avec son réfrigérant, puis ayant adapté le récipient, faites la distillation. [...]

[...] Quand on aura tiré environ la moitié de la liqueur, on laissera éteindre le feu & les vaisseaux étant refroidis, on exprimera le marc de la plante & on le rejettera, on remettra le suc exprimé dans le même vaisseau & l'on recommencera la distillation, qu'on continuera jusqu'à ce qu'il ne reste plus guère de liqueur ; on exposera l'eau de plantain distillée quelques jours au Soleil dans des bouteilles de grès ou de verre débouchées pour faire dissiper l'odeur d'empireume qui vient du feu, puis on bouchera les bouteilles & on la gardera pour s'en servir au besoin.

Vertus : elle est détersive, astringente, rafraîchissante, propre pour arrêter les cours de ventre, les hémorrhagies, les gonorrhées, les fleurs blanches : la dose en est depuis une once jusqu'à six, on s'en sert aussi extérieurement pour laver les yeux dans les ophtalmies, pour les injections détersives & astringentes.

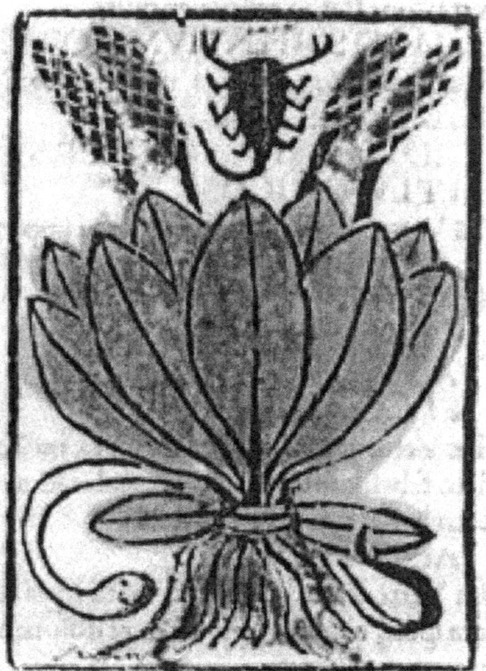

Alii porno. Alii Polvpleron.
Nascitur in paludibus plurimum & pratis.

AD CAPITIS DOLOREM.

Herbae Plãtagis radix collo suspẽsa dolorẽ mire tollit. AD VENTRIS DOLOREM.

Herbae Plantaginis sucus tepefactus fometãdo uentris dolorẽ tollit mire: & si tumor fuerit: tusa & imposita tollet tumorem.

54. Eau d'Oseille

Des feuilles d'oseille bien vertes & qui auront été cueillies avant que la plante monte en graine, ce que vous en voudrez

Pilez-les dans un mortier de pierre & les mettez dans une cucurbite étamée, versez par dessus du suc de la même plante, ce qu'il en faudra.

Après cela couvrez la cucurbite de son chapiteau avec son réfrigérant & les lutez ensemble ; ajoutez-y ensuite son récipient & faites votre distillation selon l'art. Vous pourrez tirer du marc de cette distillation le sel essentiel, l'extrait ou le sel fixe de la plante. [...]

Vertus : l'eau d'oseille est estimée cordiale, rafraîchissante, propre pour les fièvres ardentes & bilieuses : la dose en est depuis une once jusqu'à six.

Le sel essentiel d'oseille est incisif, pénétrant, raréfiant, il excite l'appétit, il est cordial [...] . L'extrait d'oseille a la vertu approchante de celle du sel essentiel [...] Le sel fixe d'oseille est apéritif, pénétrant, propre pour lever les obstructions.

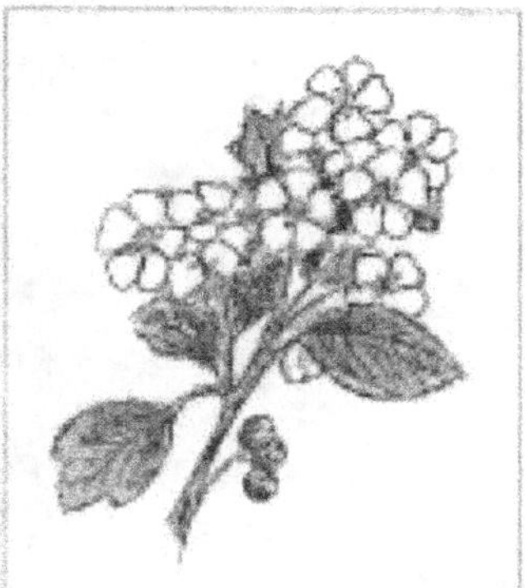

Crataegus oxyacantha

55. Eau d'Absinthe

Des feuilles d'absinthe vertes

Hachez-les & les pilez dans un mortier, puis mettez-les dans une cucurbite de cuivre étamé & ensuite versez dessus une forte décoction de la même plante. Vous laisserez le tout en digestion pendant deux jours & après avoir couvert la cucurbite de son chapiteau avec son réfrigérant, y avoir adapté le récipient & luté les jointures, vous en ferez une distillation. [...]

Vertus : elle est propre pour inciter & atténuer la pituite, pour fortifier l'estomac, pour exciter l'appétit, pour aider à la digestion, pour provoquer les mois aux femmes, pour abattre les vapeurs, pour tuer les vers : la dose en est depuis [une] demi-once jusqu'à quatre onces.

On peut clarifier la liqueur demeurée au fond de la cucurbite, après la distillation & en faire évaporer l'humidité jusqu'à consistance de miel, ce sera l'extrait d'absinthe.

Il est apéritif & propre pour les maladies hystériques : la dose en est depuis un scrupule jusqu'à une dragme, délayé dans sa propre eau ou pris en bols. [...]

On peut faire une eau d'absinthe plus spiritueuse que celle que je viens de décrire, en arrosant ou humectant l'absinthe pilée avec du vin blanc & la mettant [à] distiller au bain-marie ou bain de vapeur.

56. Eau de Roses

Des roses blanches ou pâles cueillies dans le bon temps & mondées de leur pédicule ou bouton

Pilez-les dans un mortier de marbre & jetez-y peu à peu du suc de roses pâles ou blanches.

Laissez-les en macération pendant deux jours dans un vaisseau bien clos & ensuite distillez le tout au bain-marie ou de vapeur.

Vertus : elle fortifie la poitrine, le cœur, l'estomac : la dose en est depuis une once jusqu'à six ; on s'en sert aussi dans les collyres pour les maladies des yeux & dans les parfums.

Si à la place des roses pâles ou blanches, on employait des roses rouges pourprées dans cette distillation, l'eau qu'on en tirerait serait astringente & propre pour arrêter les cours de ventre, pour le crachement de sang, pour les injections détersives, elle serait même meilleure que la précédente pour les collyres, mais elle n'aurait presque point d'odeur. [...]

57. Eau de Fraises

Des fraises mûres, ce que vous voudrez

Pilez-les dans un mortier de marbre & les mettez dans une cucurbite de verre & les distillez au bain-marie.

Vertus : elle est bonne pour fortifier le cœur, le cerveau, pour purifier le sang : la dose en est depuis deux dragmes jusqu'à trois ; les dames s'en servent extérieurement pour se décrasser.

On peut tirer de la même manière les eaux des autres fruits succulents.

On fait de l'eau de fraises par plusieurs autres méthodes : les uns laissent fermenter le fruit écrasé pendant trois ou quatre jours, afin que les principes s'exaltent avant la distillation, comme je l'ai décrit dans mon *Livre de Chimie* ; les autres humectent leurs fraises écrasées avec du vin blanc, pour rendre l'eau plus spiritueuse & plus apéritive ; les autres les humectent avec du lait d'ânesse, pour rendre l'eau plus propre à l'embellissement de la peau.

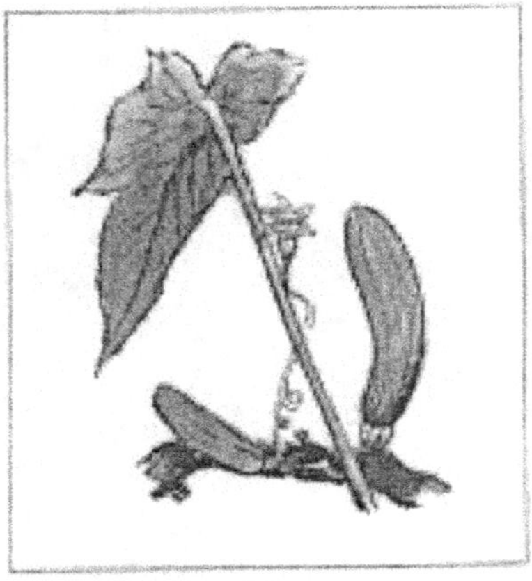

Cucurbita pepo

58. Eau de Noix

Des chatons ou fleurs de noyers nouvellement cueillies

Pilez-les & les faites infuser chaudement pendant vingt-quatre heures dans une décoction bien exprimée d'autres fleurs de noyers.

Distillez-les ensuite par l'alambic & cohobez l'eau distillée sur des noix vertes concassées & réitérez ensuite la distillation pour la troisième fois sur la même quantité de noix presque mûres & vous garderez cette eau ainsi distillée pour l'usage.

Vertus : [...] sudorifique, propre pour les fièvres malignes, pour la peste, pour la petite vérole, pour la colique venteuse, pour les vapeurs hystériques, pour fortifier l'estomac : la dose en est depuis une once jusqu'à sept.

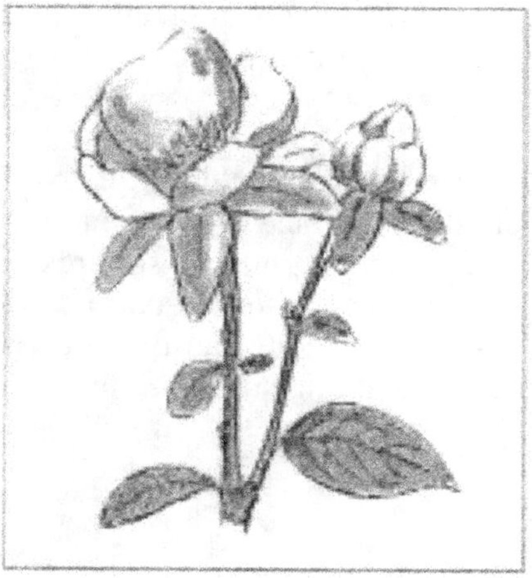

Cydonia oblonga/ Chaenomeles speciosa

59. Eau de toutes Fleurs de Bateus [fiente de vache & limaçons]

De la fiente de vache nouvellement faite
Le tiers de son poids de vin blanc
Des limaçons avec leurs coquilles

On ramassera au mois de mai de la fiente de vache nouvellement faite, on la pèsera & on la mettra dans une grande cucurbite de verre ou de grès, on y mêlera environ le tiers de son poids de vin blanc ; on placera le vaisseau au bain-marie ou de vapeur, on y adaptera un chapiteau & un récipient, on lutera exactement les jointures & par un feu assez fort on fera distiller l'humidité de la matière, ce sera l'eau de mille-fleurs.

Ou bien on ramassera des limaçons avec leurs coquilles, on les écrasera dans un mortier de pierre ou de marbre, on les mêlera avec un pareil poids de bouse de vache récente & une troisième partie de vin blanc ; on fera distiller le tout, comme il a été dit, on aura une autre eau de mille-fleurs, peu différente de la précédente.

Vertus : ces deux sortes d'eaux sont estimées arthritiques, bonnes pour le rhumatisme, pour la goutte sciatique, pour la gravelle, pour la suppression d'urine : la dose en est depuis une once jusqu'à quatre.

On s'en sert aussi pour nettoyer & adoucir la peau, pour les rougeurs, les démangeaisons & les taches du visage & pour les dartres.

60. Eau de Frai de grenouilles

La quantité qu'on voudra de frai de grenouilles

On ramassera au printemps vers le mois de mars, la quantité qu'on voudra de frai de grenouilles bien pur, qui soit assez condensé ou épais & qui ait peu d'odeur, on en fera distiller l'humidité au bain-marie, en la manière ordinaire & l'on exposera l'eau distillée au Soleil pendant sept ou huit jours, puis on la bouchera.

Crollius décrit une autre manière de distiller l'eau de frai de grenouille sans feu, en la manière suivante : on remplira un ou plusieurs sacs de toile de frai de grenouilles bien conditionné, comme devant, on les suspendra, les attachant à quelque poteau, on les y laissera longtemps & l'on recevra la liqueur claire qui en découlera jusqu'à ce qu'on en ait assez, on mettra cette liqueur dans des bouteilles de verre & on l'exposera au Soleil, elle s'y purifiera & il s'y fera au fond un sédiment mucilagineux, on séparera l'eau claire par inclination, jetant le sédiment & on la remettra au Soleil, pour la faire encore purifier, on continuera de même jusqu'à ce qu'elle soit claire comme de l'eau commune ; alors on la gardera, mais elle ne se conserve pas si longtemps que celle qui est distillée par le feu. A la vérité elle doit être meilleure pour le rafraîchissement & l'embellissement de la peau.

Vertus : l'eau de frai de grenouille est fort rafraîchissante, condensante, propre pour les hémorrhagies, pour calmer la douleur de la goutte, pour les cancers, pour les érésipèles & pour les autres rougeurs de la peau : on l'applique extérieurement avec des linges ; on s'en sert aussi pour décrasser le visage & pour tenir le teint frais. [...]

61. Eau de tête de Cerf composée

Des cornes de cerf jeunes & tendres coupées par tranches
Des baies de genièvre & de la cannelle
De la myrrhe, du macis & de l'écorce extérieure d'oranges amères
Du meilleur vin blanc & autant d'eau de mélisse distillée
Du sel volatile de corne de cerf bien rectifié

Pilez-les & les mettez en infusion pendant trois jours dans du meilleur vin blanc & autant d'eau de mélisse distillée.

Distillez-les ensuite au bain-marie ou de vapeur & dissolvez dans chaque livre d'eau distillée du sel volatile de corne de cerf bien rectifié.

Gardez cette eau pour l'usage dans une bouteille bien bouchée.

Vertus : elle est propre pour exciter l'accouchement & la sortie de l'arrière-faix, pour résister à la malignité des humeurs, pour abattre les vapeurs : la dose en est depuis [une] demi-cuillerée jusqu'à quatre cuillerées.

62. Eau vulnéraire

Des feuilles & des racines de grande consoude, des feuilles de sauge, d'armoise & de bugle
Des feuilles de bétoine, de sanicle, d'œil de bœuf, de petite consoude, de grande scrophulaire, de plantain, d'aigremoine, de verveine, d'absinthe, de fenouil
De millepertuis, de l'aristoloche ronde, du téléphium, de la véronique, de la petite centaurée, de millefeuille, du tabac, de la menthe, de l'hysope

Pilez toutes ces plantes, mêlez-les & les laissez pendant trois jours en infusion chaudement dans du vin blanc.

Distillez-les ensuite au bain-marie ou de vapeur & gardez l'eau pour l'usage.

Vertus : elle est bonne pour les contusions, pour les dislocations, pour résoudre les tumeurs, pour nettoyer les plaies & les ulcères, pour fortifier, pour résister à la gangrène appliquée extérieurement.

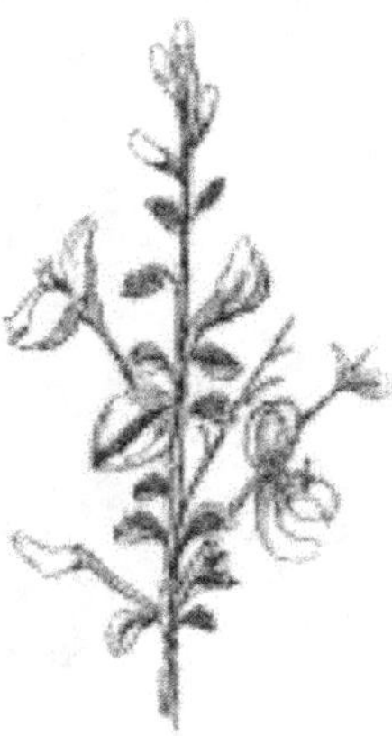

Cytisus scoparius

63. Eau de la reine de Hongrie

Des fleurs de romarin nouvelles
Du meilleur esprit de vin

Remplissez la moitié d'une cucurbite de verre de fleurs de romarin nouvelles.

Versez par dessus du meilleur esprit de vin autant qu'il en faudra pour qu'il surnage de deux doigts au-dessus des fleurs.

Laissez cela en infusion pendant trois jours, après avoir luté les jointures, puis distillez cette eau au feu de sable.

Vertus : elle est bonne pour la paralysie, pour l'apoplexie, pour la léthargie, pour les maladies hystériques, pour les palpitations, pour les maux de cœur & d'estomac : la dose en est depuis une dragme jusqu'à trois. On s'en sert aussi extérieurement pour le mal de dents, pour la brûlure, pour les humeurs froides, pour les contusions, pour décrasser la peau, pour fortifier & raffermir les membres débilités, pour les vapeurs, étant mise au nez, aux tempes, aux poignets, pour la gangrène.

64. Eau de Mélisse magistrale

Des feuilles de mélisse nouvelles
De l'écorce extérieure sèche de citron, de la noix muscade & de la coriandre
Des girofles & de la cannelle

Pilez ces drogues & laissez-les en infusion pendant trois jours dans du vin blanc & de l'eau de vie. Après cela distillez-les au feu de sable modéré ou au bain-marie.

Vertus : elle est propre pour l'apoplexie, pour la paralysie, pour la léthargie, pour l'épilepsie, pour les palpitations, pour les vapeurs hystériques, elle fortifie le cerveau, le cœur & l'estomac : la dose en est depuis deux dragmes jusqu'à une once.

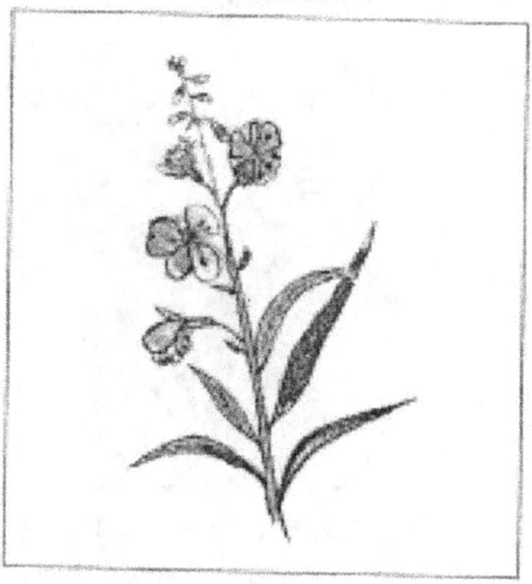

Epilobium angustifolium

65. Eau cardiaque de Cannelle de George Bateus

Du suc dépuré de bourrache avec la résidence
Des fleurs de girofles à simples fleurs
Des fleurs de bourrache
De safran
De la meilleur cannelle

Ces drogues étant mêlées, faites-les digérer & distiller au bain-marie.

Vertus : elle est bonne pour les faiblesses & palpitations de cœur, pour la colique venteuse : la dose en est depuis [une] demi-once jusqu'à deux onces.

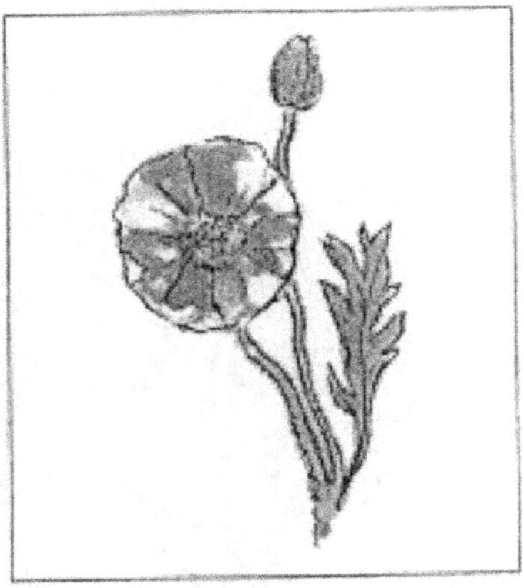

Eschscholzia californica

66. Eau de Magnanimité ou de Fourmis

Des fourmis
De l'esprit-de-vin
Un petit nouet de cannelle concassée

On choisira des fourmis les plus grosses, on les écrasera dans un mortier de marbre, on les mettra dans une cucurbite de verre, on versera dessus l'esprit-de-vin, on couvrira la cucurbite de son chapiteau & on les laissera en digestion jusqu'à ce qu'elles soient presque toutes dissoutes ou réduites en liqueur ; on placera alors la cucurbite au bain-marie & ayant adapté un récipient au chapiteau & luté exactement les jointures, on fera distiller toute l'humidité, on aromatisera cette eau en y mettant [à] infuser quelque temps un petit nouet de cannelle concassée, on pourra même placer ce petit nouet dans le col du récipient, afin que les gouttes qui distilleront passent au travers & prennent insensiblement l'odeur de la cannelle ; mais sans se donner tant de peine, l'on n'a qu'à ajouter dans l'eau de fourmis distillée, une once ou deux d'eau de cannelle, ou bien deux gouttes d'essence de cannelle ; on gardera cette eau ou plutôt cet esprit dans une bouteille bien bouchée.

Vertus : son nom lui a été donné à cause de ses grandes vertus ; elle est propre pour réveiller les esprits, pour dissoudre & résoudre les humeurs froides, pour exciter la semence, pour résister au venin : la dose en est depuis une dragme jusqu'à deux.

67. Eau apoplectique

Des sommités de marjolaine ; des fleurs de tilleul, de muguet, de romarin, de lavande, de sauge & de primevère

Laissez-les pendant huit jours en macération à la chaleur du Soleil ou à celle de l'étuve, dans de l'esprit-de-vin & autant d'eau de fleurs d'oranges.

Après cela distillez-les au feu de sable & conservez l'eau distillée pour l'usage.

Vertus : elle fortifie le cerveau, on s'en sert dans l'apoplexie : la dose en est depuis une dragme jusqu'à [une] demi-once.

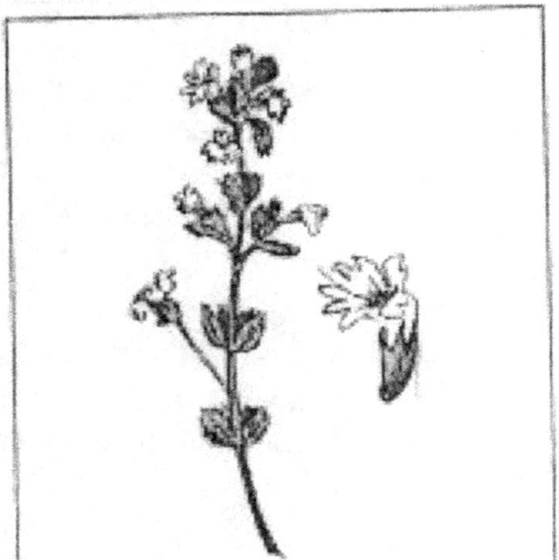

Euphrasia officinalis

58. Eau anti-épileptique de Schroder

Le cerveau d'un jeune homme
Malvoisie

On aura le cerveau d'un jeune homme nouvellement mort de mort violente, on le démêlera avec les eaux distillées & la malvoisie, on mettra le mélange dans une cucurbite de verre ou de grès, on la couvrira de son chapiteau, on laissera ainsi la matière en digestion pendant cinq jours, on placera ensuite la cucurbite au bain-marie, on adaptera un récipient au bec du chapiteau, on lutera exactement les jointures & l'on fera distiller l'humidité, on aura une eau qu'il faudra garder dans une bouteille bien bouchée.

Vertus : elle est bonne pour fortifier le cerveau, on s'en sert dans l'épilepsie : la dose en est depuis [une] demi-once jusqu'à deux.

Le cerveau d'un homme mort violemment, comme d'un pendu, doit être plus rempli d'esprits que celui d'une personne morte de maladie, parce qu'il ne s'en est point tant dissipé. [...]

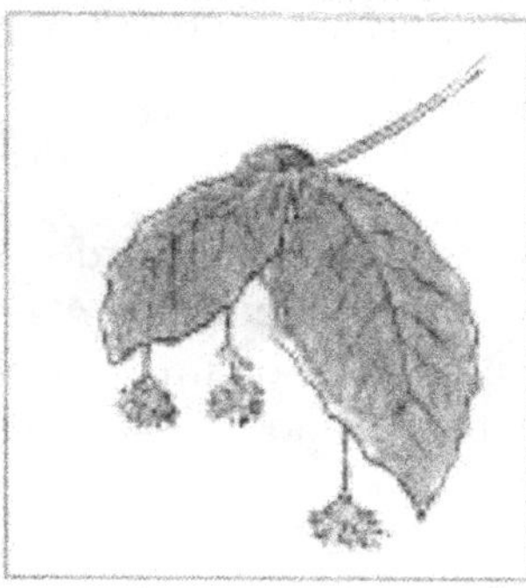

Fagus sylvatica
Hêtre

69. Autre eau d'Hirondelles

De petites hirondelles encore dans leur nid

Mettez-les vivantes & entières dans une cucurbite de verre & ajoutez par-dessus :
Du crâne humain râpé
Du castoréum
Du gui de chêne concassé
De la racine de pivoine
De la semence de pivoine
Des eaux de fleurs de tilleul, de lavande & de lys des vallées
Du suc de la racine & des feuilles de pivoine mâle & du vinaigre scillitic

Laissez toutes ces drogues en infusion sur un très petit feu pendant quarante heures, puis vous les distillerez au feu de sable modéré & vous garderez cette eau pour l'usage.

Vertus : cette eau est propre pour l'épilepsie, pour les maladies hystériques, l'apoplexie : la dose en est depuis [une] demi-once jusqu'à deux onces. On met ici les hirondelles vivantes, afin qu'en mourant dans la cucurbite, elles communiquent plus de leur vertu aux liqueurs dans lesquelles on les fait macérer ; mais par cette distillation on n'enlève guère de leur substance principale, qui consiste dans le sel volatil [...].

Il en est de même à l'égard du crâne humain : cette distillation n'en peut détacher que la partie la plus phlegmatique, qui a peu de qualité : & son sel volatil, qui fait toute sa force, reste au fond de la cucurbite avec le marc.

70. Eau de Pies composée de George Bateus

Des petites pies
De l'excrément blanc d'un paon mâle
Du gui de chêne, râpé ou grossièrement pulvérisé
De la racine de pivoine mâle coupée par petits morceaux & concassée
Des fleurs de primevères récemment cueillies dans leur vigueur
Du vin blanc & du vin d'Espagne

On prendra au commencement du printemps, les petites pies tirées de leurs nids, on les coupera par morceaux & on les mêlera dans une grande cucurbite de verre ou de terre, avec l'excrément blanc d'un paon mâle, le gui de chêne, râpé ou grossièrement pulvérisé, la racine de pivoine mâle coupée par petits morceaux & concassée & les fleurs de primevères récemment cueillies dans leur vigueur : on versera sur ce mélange le vin blanc & le vin d'Espagne : on bouchera le vaisseau on le mettra en lieu chaud pour y laisser la matière en digestion pendant vingt-quatre heures : on débouchera alors le vaisseau, on y adaptera un chapiteau & un recipient, on lutera exactement les jointures & l'on fera distiller la liqueur au bain-marie ; on gardera l'eau distillée dans une bouteille bien bouchée.

Vertus : elle est estimée [comme] un bon remède contre l'épilepsie : la dose en est depuis une once jusqu'à quatre ; on en prend matin & soir quelques jours avant la pleine lune & la nouvelle lune.

71. Eau de Chapon de Mynficht

Un chapon & faites-le cuire dans un pot de terre neuf vernissé & bien couvert avec :
Des raisins de Corinthe, des pignons & de la réglisse
Des jujubes & des sébestes
Des figues nouvelles
De la pulmonaire, de l'endive, du pas-d'âne & de la laitue
Des fleurs de violettes & de bétoine

La coction de ces drogues étant faite, pilez-les dans un mortier de pierre & y ajoutez :
Du vin de Canarie
Des eaux de tussilage, de marrube & de buglose
De la mie de pain blanc macérée dans le lait de chèvre
Des conserves de bourrache, de roses & de polytric
De la poudre des espèces de diamargariti frigidi
De la cannelle, du macis & de la semence d'anis

Mêlez le tout, distillez-le au bain-marie & gardez la liqueur distillez pour l'usage.

On aura un vieux chapon, on en ôtera les entrailles & la graisse, on le coupera par morceaux, on le fera bouillir dans ce qu'il faudra d'eau en un pot de terre vernissé bien couvert, à un feu médiocre ; quand il sera cuit à plus de la moitié, on y ajoutera les raisins de Corinthe, les pignons, les figues, les jujubes, les sébestes, puis la réglisse, les herbes & les fleurs ; on continuera de faire bouillir le mélange jusqu'à ce que la chapon soit parfaitement cuit. On retirera alors du pot le chapon & les autres ingrédients ; on écrasera bien le tout dans un mortier de pierre avec un pilon de bois, on y remêlera le bouillon : on mettra le mélange dans une grande cucurbite de verre ou de grès, on y ajoutera le vin de Canarie, les eaux distillées, la mie de pain infusée dans du lait de chèvre, les conserves, la poudre *diamargaritum frigidum*, la cannelle, le macis & l'anis ; on adaptera à la cucurbite un chapiteau & un récipient, on lutera exactement les jointures & après cinq ou six heures de macération on fera distiller toute la liqueur au bain-marie, on gardera cette eau pour le besoin.

Vertus : elle est bonne bonne pour la phtisie, pour l'asthme, pour la toux invétérée & pour les autres maladies de poitrine : la dose en est deux dragmes jusqu'à une once. [...]

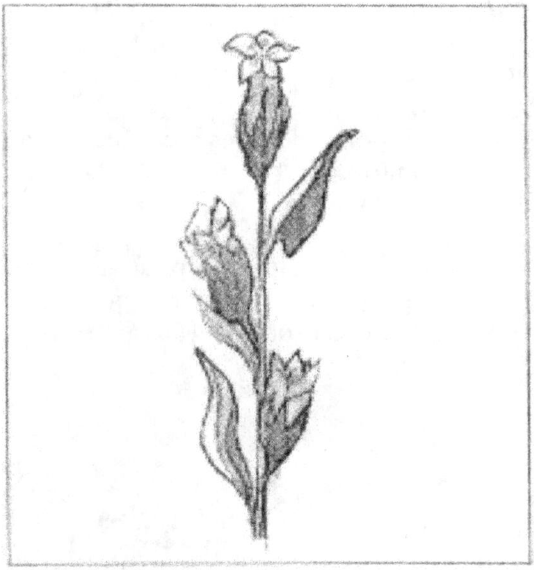

Gentiana amarella
Gentiane

72. Eau antihectique

Des feuilles de pimprenelle, d'hépatique, de millefeuille, d'aigremoine, de véronique, de cresson aquatique
De racines de pimprenelle, d'aunée & de chicorée
Des quatre grandes semences froides
Des fleurs de bourrache, de buglose, de chicorée & de roses
Des écrevisses de rivière
Des limaçons
Du sang de veau noir
Du poumon de veau
De l'eau hépatique
Du lait de chèvre

Après l'infusion de ces drogues, faites-en la distillation au bain-marie.

Vertus : on estime cette eau pour la fièvre hectique, elle purifie le sang, elle est propre pour les poumons desséchés : la dose en est depuis [une] demi-once jusqu'à quatre onces.

73. Eau propre à dissoudre le Calcul de Quercétan

Des sucs de poireaux, d'oignons & de raifort
De citrons & de pariétaire

Laissez ces sucs mêlés ensemble en digestion, puis en fermentation ; après cela distillez-les selon l'art.

Vertus : elle est propre pour la pierre, pour la gravelle, pour faire uriner : la dose en est depuis une once jusqu'à deux.

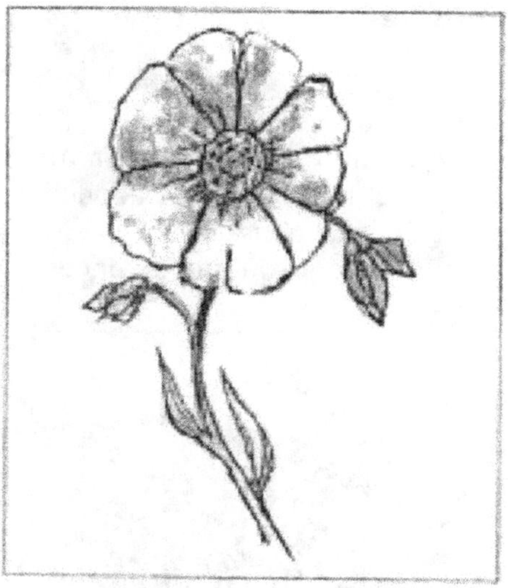

Helianthemum nummularium
Hélianthème

74. Eau diurétique de Noyaux

Des noyaux de pêches & de cerises
Des amandes amères, des fleurs de sureau sèches

Mettez-les en macération pendant vingt-quatre heures, après cela distillez-les au bain-marie.

On concassera grossièrement les noyaux & les amandes, on les mettra avec les fleurs de sureau dans une cucurbite de verre ou de grès, on versera dessus de bon vin blanc, on couvrira la cucurbite de sa chape de verre ; & après vingt-quatre heures de digestion, on placera le vaisseau au bain-marie, on y adaptera un récipient & l'on fera distiller la liqueur.

Vertus : cette eau est propre pour atténuer la pierre dans le rein & la vessie, pour ouvrir & adoucir l'urètre dans la colique néphrétique & pour pousser par les urines : la dose en est depuis [une] demi-once jusqu'à deux onces.

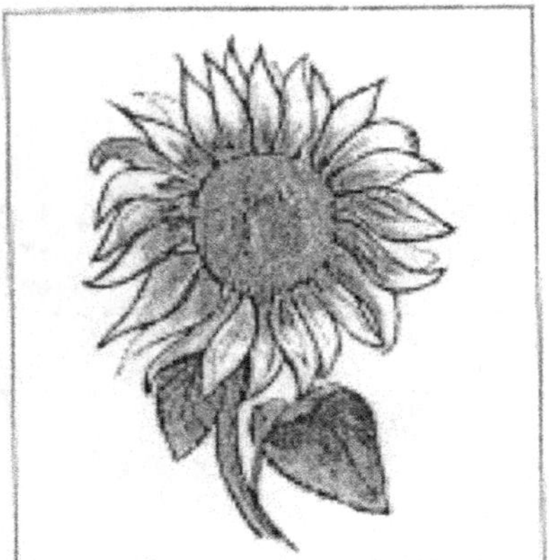

Helianthus annuus

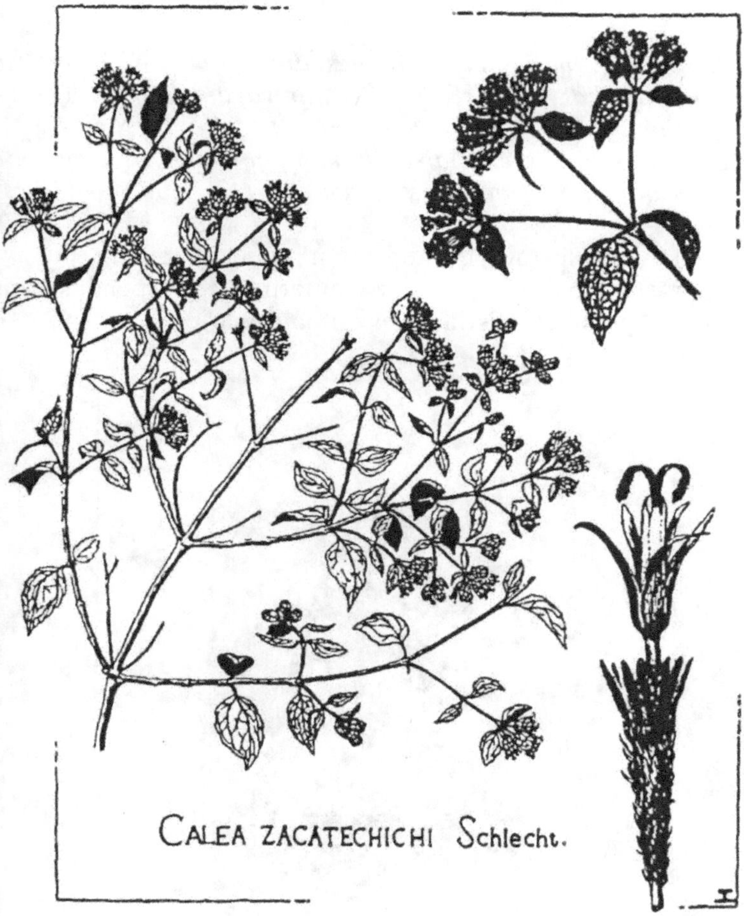
CALEA ZACATECHICHI Schlecht.

75. Eau diurétique de Sam. du Clos

Du vin blanc, où les cinq racines diurétiques & celles de chardon Roland lavées & pilées auparavant auront été en macération
De la térébenthine bien claire, du meilleur miel ; des sucs de mauve & de raifort ; des vers de terre

Laissez le tout en digestion pendant quatre jours ; ajoutez-y ensuite des vers de terre enfermés & suspendus dans un nouet. Après cela distillez-les au bain-marie.

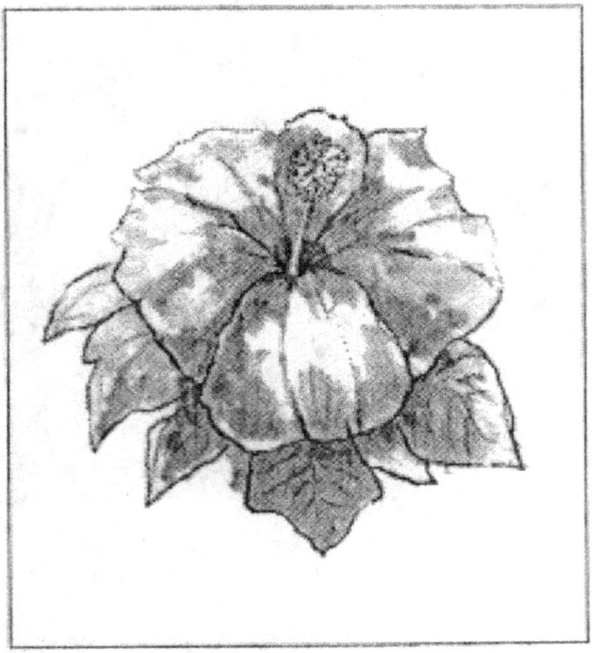

Hibiscus sp.

76. Eau contre les Maladies du Gosier de Schroder

De la plante entière de percefeuille
Des feuilles de poirier sauvage, d'ache, de sanicle, de chèvrefeuille, de scordium, de quintefeuille & d'aristoloche ronde
De la bière commençant à s'aigrir
Des plantes étant pilées, on mettra le tout en digestion dans une cucurbite pendant trois semaines, puis ajoutez-y :
De la fiente de chien sèche.

Distillez le tout.

Vertus : cette eau est bonne pour les inflammations de la gorge, on s'en sert aussi en gargarisme & en fomentation autour du cou, on peut aussi en avaler depuis [une] demi-once jusqu'à une once & demie ; elle est vulnéraire & un peu sudorifique.

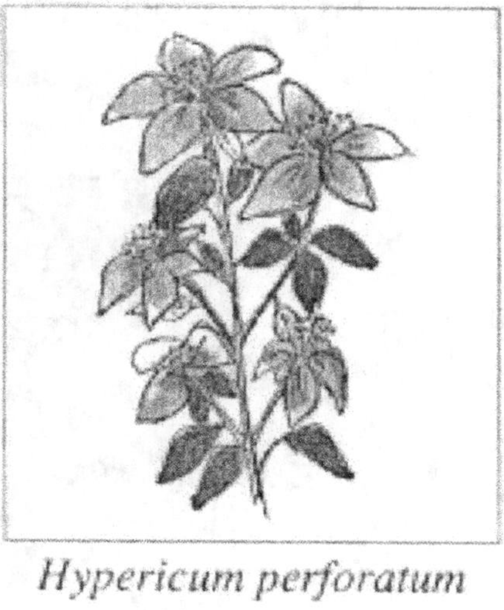

Hypericum perforatum

77. Eau contre les Maladies convulsives corrigée

De la racine de valériane, de la semence de pivoine, des baies de genièvre, nouvelles et mûres
Des petits d'hirondelles vidés, de corbeaux & de pies plumés & vidés
Du castoréum, du camphre
Du meilleur vin blanc
Des eaux de cerises noires, des fleurs de muguet, des bois de tilleul & de pivoine

Laissez-les en digestion pendant vingt-quatre heures ; après cela distillez-les au feu de sable modéré. Mêlez ensuite dans l'eau distillée :

De l'esprit sulphureux doux de vitriol
De l'esprit de corne de cerf rectifié
De l'esprit du succin [...]

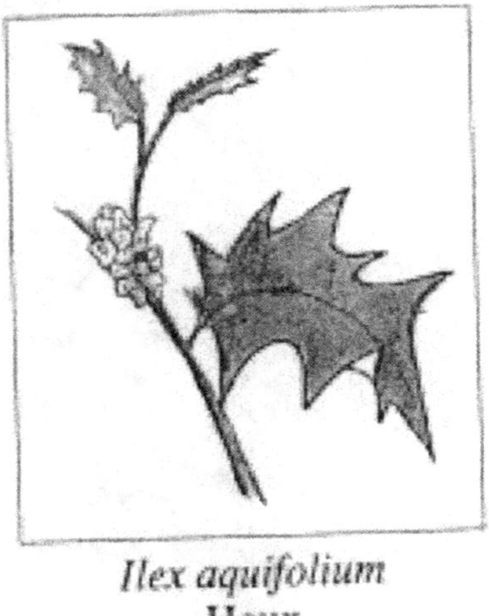

Ilex aquifolium
Houx

78. Eau bénite de Serpolet de Mynficht

Du serpolet avec ses fleurs, cueilli au décours de la Lune, avant le lever du Soleil
De la camomille romaine
Du thym & de la sariette
Du vin du Rhin

Laissez-les en infusion pendant quelques jours dans du meilleur vin du Rhin

Distillez-les ensuite, puis ajoutez à la liqueur distillée :

Du serpolet avec ses fleurs
De la casse odorante
Du bois d'aloès & du macis

Après une digestion convenable, distillez de nouveau le tout au bain-marie : & c'est là la vraie préparation de cette eau.

Vertus : elle est appelée *eau bénite*, à cause de ses grandes vertus ; on la donne dans les catarrhes, elle fortifie le cerveau, elle provoque l'appétit, elle chasse les vents, elle fait sortir l'arrière-faix : la dose en est depuis [une] demi-once jusqu'à deux onces.

79. Eau contre les Douleurs de la Goutte

De la fiente de bœuf sèche & et du frai de grenouilles, de chacun parties égales

Mêlez-les ensemble dans une cucurbite à la chaleur modérée du bain-marie.

Vertus : elle est estimée bonne pour apaiser les douleurs des gouttes chaudes où il se rencontre des l'inflammation : on en imbibe des linges qu'on applique sur les endroits douloureux.

Il me paraît que la fiente de bœuf récente serait plus convenable dans cette opération, que celle qu'on a laissée sécher, parce qu'elle est plus remplie de substance anodine & rafraîchissante ; mais comme la différence n'est pas de grande conséquence, on peut suivre exactement le sentiment de l'Auteur.

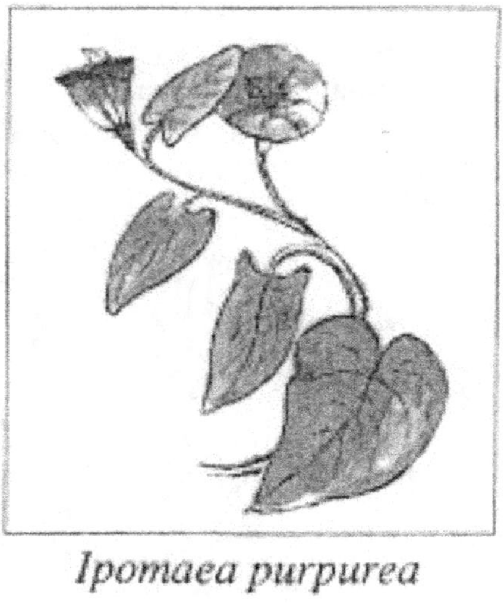

Ipomaea purpurea

80. Eau de cœur de Cerf de Mynficht

Un cœur de cerf coupé par petits morceaux
De la cannelle, du girofle, du petit cardamome, du petit galanga, du macis & du safran
Du bois d'aloès, du santal citrin, de l'écorce de citron, de la semence de basilic
Des fleurs de lavande, de romarin, de mélisse, de sauge

Laissez-les en macération pendant la nuit dans du vin d'Espagne & distillez-les au bain-marie.

Vertus : elle fortifie le cœur, elle ranime les esprits elle excite la digestion & la semence, elle provoque les mois aux femmes : la dose en est depuis deux dragmes jusqu'à une once & demie.

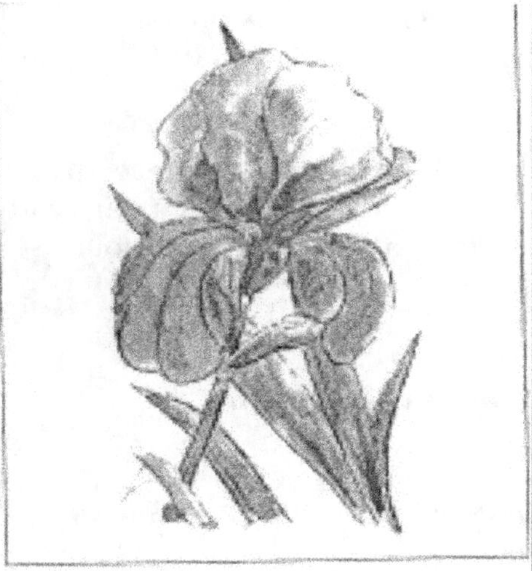

Iris germanica

81. Eau d'Écrevisses ophtalmique de Mynficht

Des écrevisses vivantes prises au mois de juin, le Soleil & la Lune étant au signe de l'Écrevisse
Le même poids de chélidoine, herbe & racine

Puis pilez l'herbe aussi bien que ces animaux dans un mortier ; après cela joignez-y encore :

De la semence de fenouil concassée
Des fèves de mer & du camphre
Du girofle, de l'aloès hépatique & de la tutie préparée

Mêlez le tout & le partagez en trois parties égales, distillez ensuite la première partie au bain-marie. Mettez la seconde portion dans une cucurbite, puis versez par-dessus la première eau distillée & après avoir distillé cette seconde portion, mettez la troisième dans le vaisseau distillatoire & vous verserez par-dessus les deux premières distillations après avoir fait la troisième, gardez l'eau distillée pour l'usage. [...]

Vertus : elle est fort estimée pour déterger & consolider les ulcères des yeux, on en fait entrer dans l'œil quelques gouttes trois ou quatre fois par jour.

82. Eau ophtalmique excellente

Des fleurs de bluet récemment cueillies avec leurs calices.
De l'eau de neige

Laissez-les en macération, après cela distillez-les.

83. Eau contre la Gangrène

Du sucre blanc
De la racine d'aristoloche ronde
Du vin blanc

Faites infuser ces drogues ensemble pendant sept ou huit heures dans un vaisseau de terre vernissé bien clos ; qu'ils bouillent ensuite jusqu'à consomption du tiers

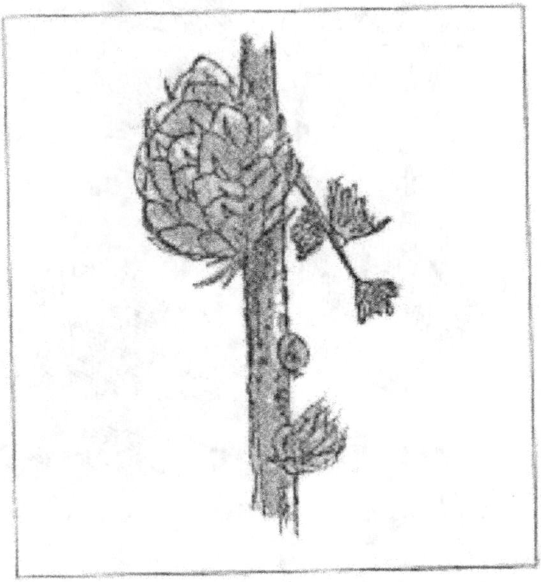

Larix decidua
Mélèze

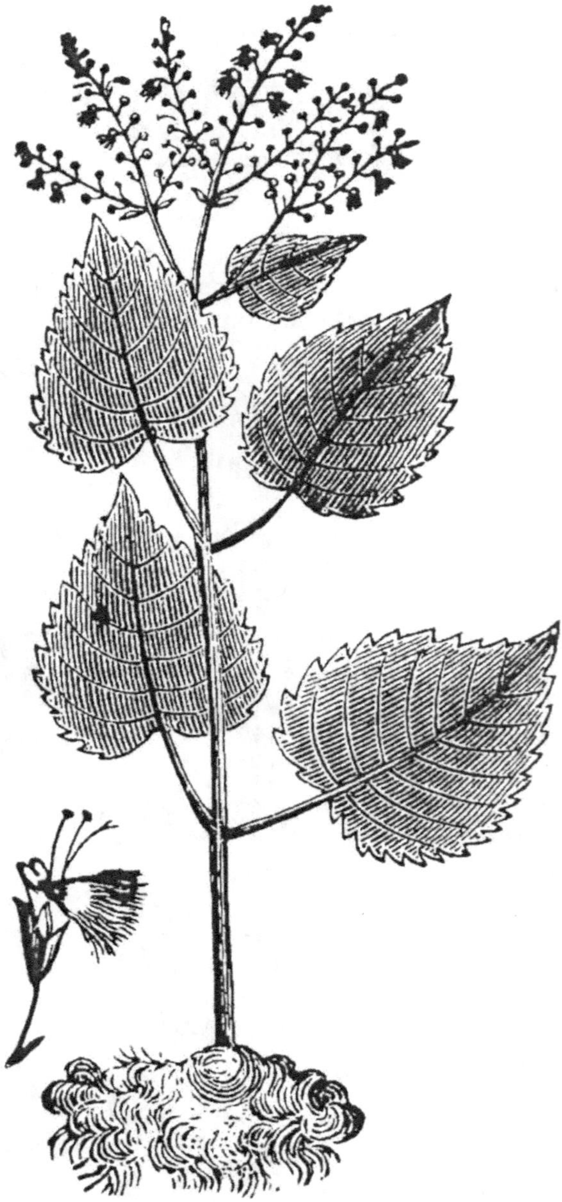

84. Eau contre la Cataracte de Schroder

Du sucre blanc
De la sarcorolle, de l'aloès hépatique, du poivre long, de la noix muscade & du girofle
Du safran & des fleurs de romarin
Des eaux d'euphraise, de fenouil & de verveine
Des sucs de grande chélidoine & de rue
Du fiel de perdrix
Du miel rosat

Distillez le tout dans un vaisseau de verre au bain-marie.

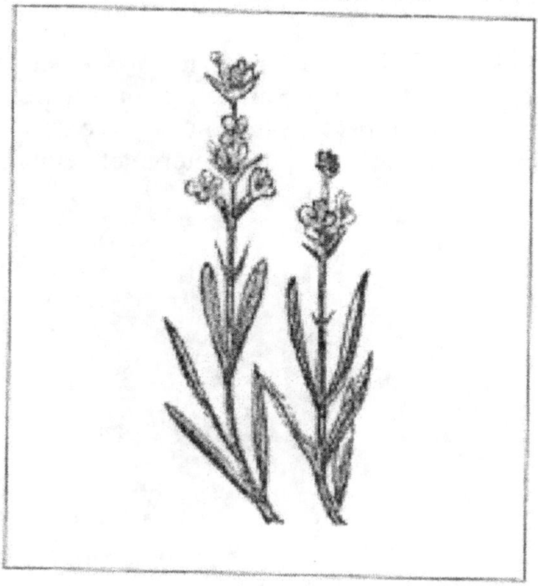

Lavandula officinalis

85. Eau verte corrigée d'Hartman

Du miel rosat
Du soufre vif, du vert-de-gris et de l'alun cru
Des crottes de chien sèches, des sommités de sabine & de sureau
Des feuilles de millepertuis, de romarin, de rue, de plantain, de sauge & de pouillot
Du vin blanc & de l'eau de morelle

Mêlez le tout ensemble hormis le vert-de-gris & faites-le bouillir pendant un demi quart d'heure ; après cela tirez le vaisseau hors du feu & jetez-y le vert-de-gris pour le dissoudre & coulez ensuite une eau verte que vous garderez.

Vertus : elle est bonne pour les ulcères de la bouche, du gosier, du nez & des autres parties du corps tant véroliques que scorbutiques ou autres ; on les touche avec du coton ou de la charpie imbue de cette eau ; elle déterge et résoud.

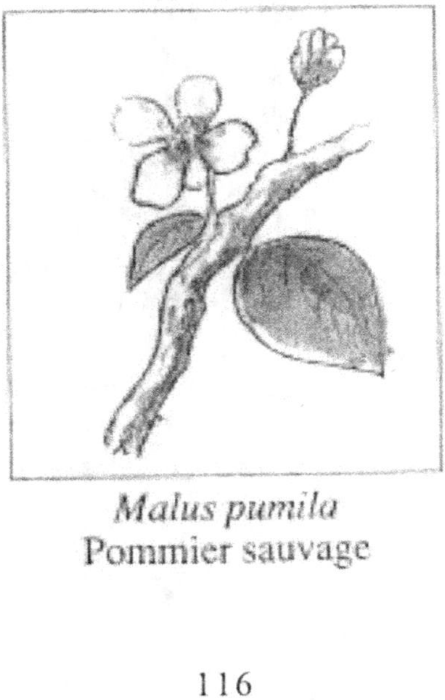

Malus pumila
Pommier sauvage

86. Eau de lait pectorale de Bateus

Du sang de porc
Des limaçons de jardin concassés
Des capillaires & du lierre terrestre
De la langue de cerf
Des raisins de Corinthe & des jujubes
De la réglisse & de la semence d'anis
Du lait nouvellement tiré

Mêlez le tout & le distillez.

Vertus : elle est propre pour rafraîchir & adoucir les âcretés de la poitrine, pour la phtisie, pour exciter le crachat, pour purifier le sang : la dose en est depuis une once jusqu'à six. On peut aussi s'en servir pour nettoyer & embellir la peau.

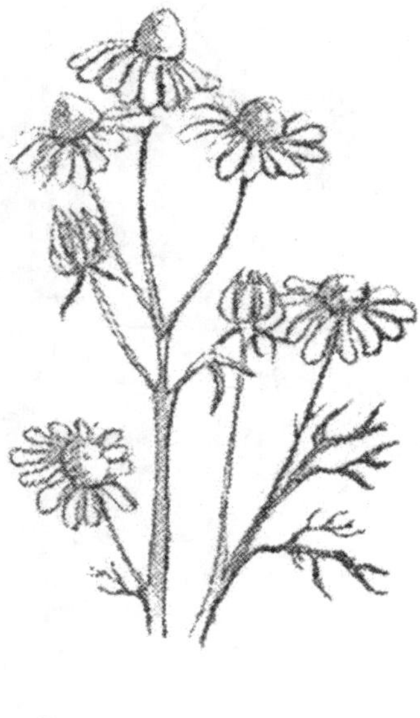

87. Eau de Gentiane composée

Des racines de gentiane coupées par morceaux
Des feuilles & des fleurs de petite centaurée

Laissez ces simples en macération pendant huit jours dans six pintes du meilleur vin blanc ; ensuite distillez-les.

Vertus : elle est fébrifuge, propre pour résister au venin, pour purifier le sang : la dose en est depuis [une] demi-once jusqu'à trois onces.

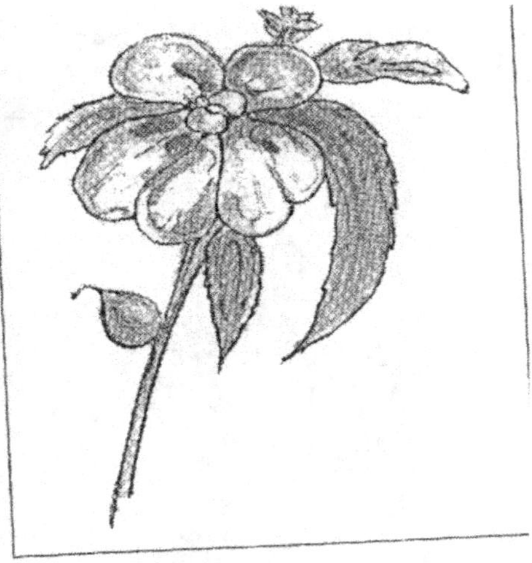

Mimulus guttatus
Mimulus tacheté

88. Eau pour les Embryons ou pour empêcher l'Avortement

Des fleurs de tilleul, d'œillets nouvellement cueillies
Des roses de Damas nouvelles
De la noix muscade
De la sauge avec ses fleurs, du carvi, du fenouil, de la verveine, des fleurs de lavande
Des racines de pivoine mâle nouvelles, des semences de la même plante, du gui de chêne, de la zédoaire, des grains de paradis, du girofle, de la cannelle, du gingembre & des cubèbes
Du macis
Du galanga
Du safran oriental

Toutes ces drogues étant coupées & pilées grossièrement seront infusées dans du meilleur vin, dans les eaux de muguet & l'esprit de fraises, dans les eaux de sauge & de fenouil.

Après avoir infusé dans un lieu chaud pendant un mois, on les distillera au bain-marie.

89. Eau propre pour effacer les Taches du Visage

Des fraises
Des fleurs de lys & de fèves
De l'alun de plume & de roche
Du sel gemme, du nitre & du vert-de-gris

Laissez-les en macération pendant dix jours dans du miel de Narbonne, du vin d'Espagne & du vinaigre blanc.

Après cela distillez-les à un feu de sable modéré & gardez l'eau distillée pour l'usage.

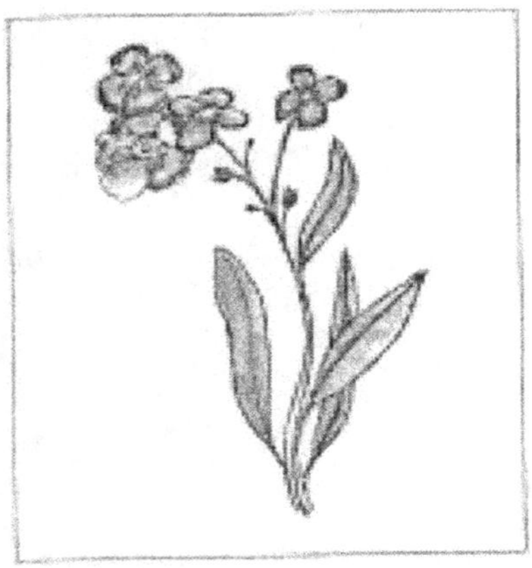

Myosotis sylvatica

90. Eau cosmétique précieuse

Du blanc d'œuf & de la mie de pain trempée dans le lait
Du sucre blanc, de la céruse, de la gomme adraganth, des lupins, des pois, des fèves & de l'iris de Florence
Des fleurs de lys blancs, de fèves nouvelles
De l'oliban & de la gomme arabique
Du borax & de l'alun de plume
Du camphre

Infusez ces drogues pendant trois jours dans de l'eau de fleurs de fèves & de roses. Après cela distillez-les [au bain-marie].

Vertus : elle est propre pour nettoyer, pour adoucir & pour embellir la peau, on s'en lave les mains & le visage.

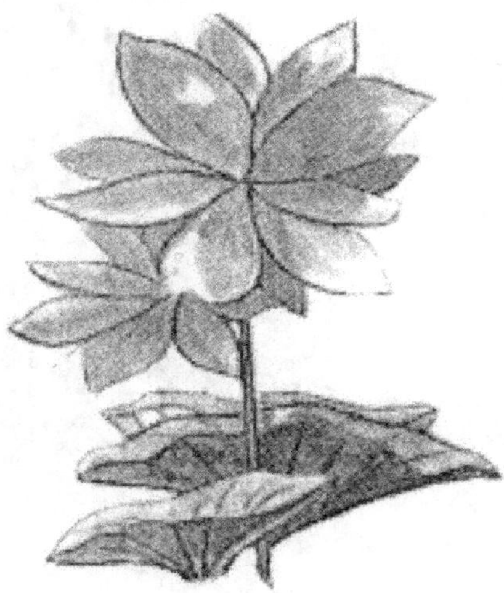

Nelumbo nucifera

91. Eau cosmétique de Myrrhe de du Clos

Du lait de chèvre nouvellement trait
Du vin d'Espagne
Du suc de grande joubarbe
Des eaux de nénuphar & de roses blanches
Des blancs d'œufs

Faites-en une distillation au bain-marie, ensuite :

De l'eau distillée ci-dessus
De la meilleur myrrhe bien pulvérisée

Laissez-les en digestion pendant vingt-quatre heures, puis réitérez la distillation.

Vertus : cette mixture est propre pour nettoyer & blanchir le visage, pour effacer les taches & pour remplir les cavités, il faut imbiber des linges dans cette eau, pour en laver souvent la peau.

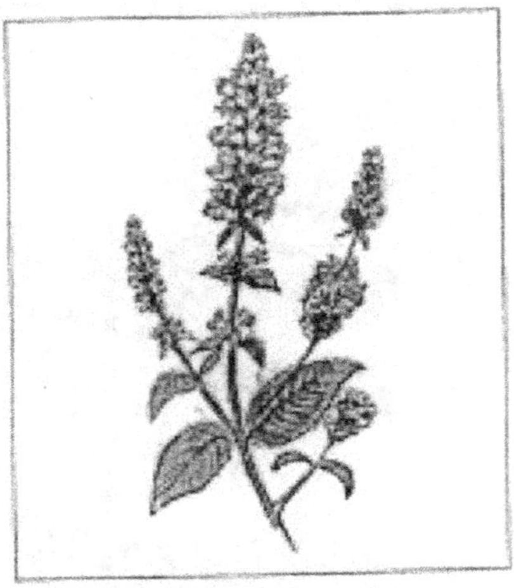

Mentha piperita

92. Eau cosmétique de Pigeons

Des pigeonneaux vidés & coupés par morceaux
De la mie de pain blanc
Des noyaux de pêches & des quatre grandes semences froides mondées
Des blancs d'œufs
Le suc de quatre limons
Du borax, du camphre, du sucre candi & de l'alun brûlé

Laissez-les macérer pendant douze heures dans du lait de chèvre.

Après cela faites-les distiller au bain-marie & ajoutez à l'eau distillée du borax, du camphre, du sucre candi & de l'alun brûlé.

Puis les ayant exposés au Soleil pendant trois jours, mettez-les à la cave & après avoir filtré l'eau, gardez-la pour l'usage.

Vertus : cette eau nettoie le visage, elle blanchit la peau, elle empêche de se rider, elle en emporte les taches & elle remplit les cavités, on s'en lave souvent avec de petits linges.

93. Eau pour les Cheveux

Des mouches vivantes
Du miel
Du lait

Mêlez le tout & le distillez.

Vertus : elle est propre pour faire croître les cheveux, pour la surdité.

Le sel volatil qui sort des mouches donne beaucoup de vertu à cette eau pour la faire pénétrer & ouvrir les pores, afin que les cheveux croissent plus aisément.

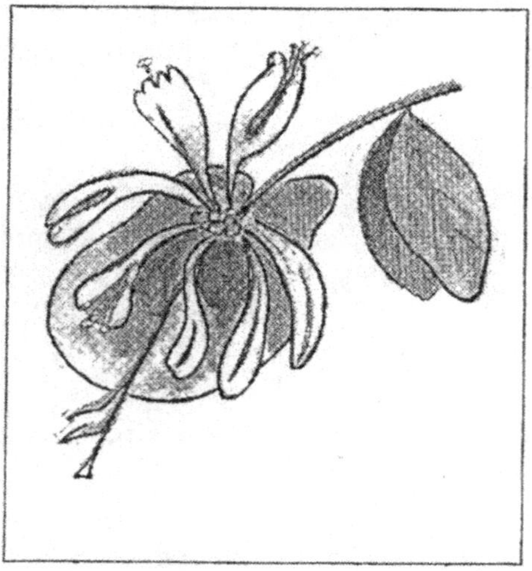

Lonicera caprifolium
Chèvrefeuille

Des Élixirs

[...] L'élixir est un esprit ou une teinture quintessencielle de plusieurs mixtes choisis contenant leur substance la plus pure ; il est destiné pour les usages internes.

94. Élixir des Trois Ingrédients

Des racines d'aunée & d'angélique nouvellement séchées & des baies de genièvre
Du meilleur esprit-de-vin rectifié

Étant coupées & pilées grossièrement, mêlez & versez dans le matras du meilleur esprit-de-vin rectifié.

Laissez-les infuser dans un lieu chaud, jusqu'à ce que l'esprit-de-vin soit bien teint. Filtrez-le ensuite & gardez pour l'usage.

Vertus : il est propre contre la peste, contre l'asthme, la paralysie, l'apoplexie, la léthargie : la dose en est depuis un scrupule jusqu'à deux dragmes.

95. Élixir d'Aulx

Des aulx bien mondés
Du camphre

Coupez-les & écrasez dans un mortier ; mettez-les ensuite dans une cucurbite de verre & versez par-dessus de l'esprit-de-vin, en sorte qu'il surnage de quatre doigts. Distillez-les ensuite au bain-marie par plusieurs cohobations, en ajoutant toujours de nouveaux aulx ; enfin ajoutez dans la dernière distillation du camphre enfermé dans un nouet.

Vertus : il préserve de la peste, on s'en sert contre les maladies épidémiques : la dose en est depuis [une] demi-dragme jusqu'à deux dragmes.

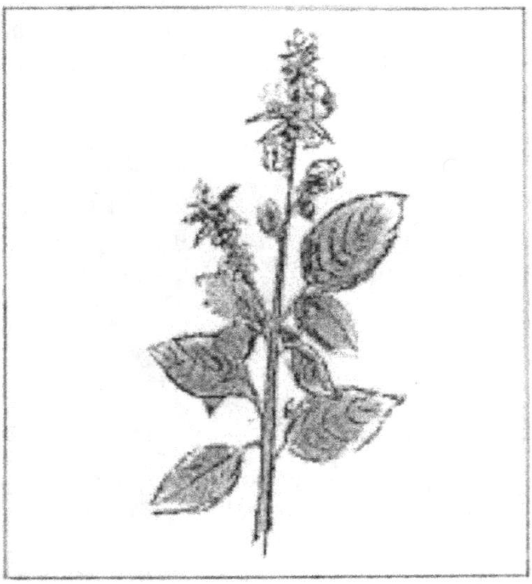

Ocimum basilicum

)6. Élixir anti-épileptique de Craton

)es cendres de petites corneilles tirées de leurs nids & de
ourterelles ; du crâne humain calciné
)e la fiente de lion
)e l'esprit-de-vin
)u vin d'Espagne
)u sucre candi

On aura dix-huit ou vingt petites corneilles tirées de eurs nids, trois ou quatre tourterelles & environ trois onces le crâne humain, on brûlera & l'on calcinera le tout nsemble, on mêlera les cendres & le crâne calciné & réduit n poudre, avec les grains de tilleul cueillis en Automne oncassés & la fiente de lion, on mettra le mélange dans un natras, on versera dessus de l'esprit-de-vin jusqu'à la hauteur le trois doigts, on bouchera le vaisseau, on le placera dans le umier chaud pour y laisser la matière en digestion pendant rois jours, on filtrera ensuite la teinture & on la mêlera avec n poids égal de malvoisie : on fera brûler & calciner le marc ui sera resté dans le matras, on en tirera le sel par la lessive, n dissoudra ce sel & le sucre candi pulvérisé dans la liqueur n les agitant ensemble dans un mortier de marbre, puis on nettra la dissolution dans une bouteille, ce sera l'élixir.

Vertus : il est propre pour l'épilepsie, pour 'apoplexie, pour la paralysie, pour la léthargie : la dose en st depuis une dragme jusqu'à trois.

97. Élixir de Citron

Des écorces extérieures de citron nouvellement séparées de leur partie blanche
De l'eau-de-vie

Laissez-les quelque temps en macération & les distillez ensuite jusqu'à ce que le phlegme commence à monter, après cela ajoutez à cet esprit :

Du suc de citron épuré
De la teinture de safran

Faites-en un élixir.

Vertus : il réjouit & fortifie le cœur, il résiste au mauvais air & à la malignité des humeurs, on s'en sert dans le temps de peste : la dose en est depuis une dragme jusqu'à six.

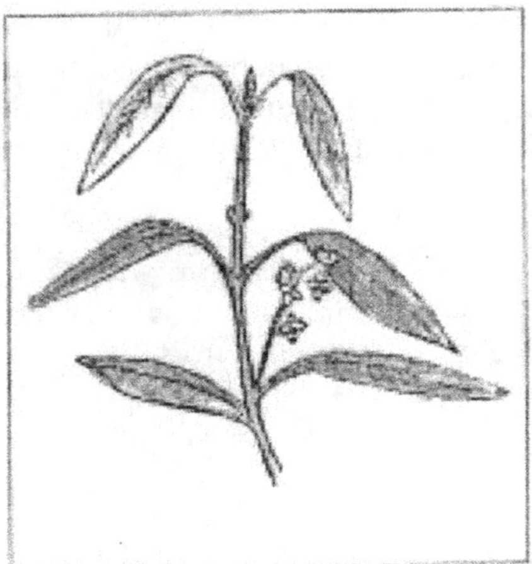

Olea europaea
Olivier

98. Élixir lithontriptique

Des fraises
Du sucre candi
De la semence de grémil concassée
Des baies d'alkékenge
Des sommités de verge d'or ; des feuilles de lierre terrestre & de saxifrage

On mettra dans un matras les fraises nouvellement cueillies en leur force & maturité, les baies d'alkékenges récentes, grosses, séparées de leurs vessies [...], la semence de *milium folis* ou grémil concassée, les sommités, les feuilles incisées & écrasées dans un mortier de marbre & le sucre candi pulvérisé, on versera sur le mélange de bonne eau-de-vie jusqu'à sur-éminence de quatre doigts. On bouchera exactement le matras & on le placera dans un lieu chaud, comme dans le fumier de cheval ou au bain-marie tiède, on laissera la matière en digestion, l'agitant tous les jours pendant quatre ou cinq jours, ensuite l'on coulera avec forte expression, on laissera reposer la liqueur & l'ayant filtrée, on la gardera dans une bouteille bien bouchée ; c'est l'élixir lithontriptique.

Vertus : il est propre comme son nom le porte, pour briser la pierre dans le rein & dans la vessie, pour la faire sortir par les urines, pour la colique néphrétique, pour les rétentions d'urine : la dose en est depuis deux dragmes jusqu'à deux onces.

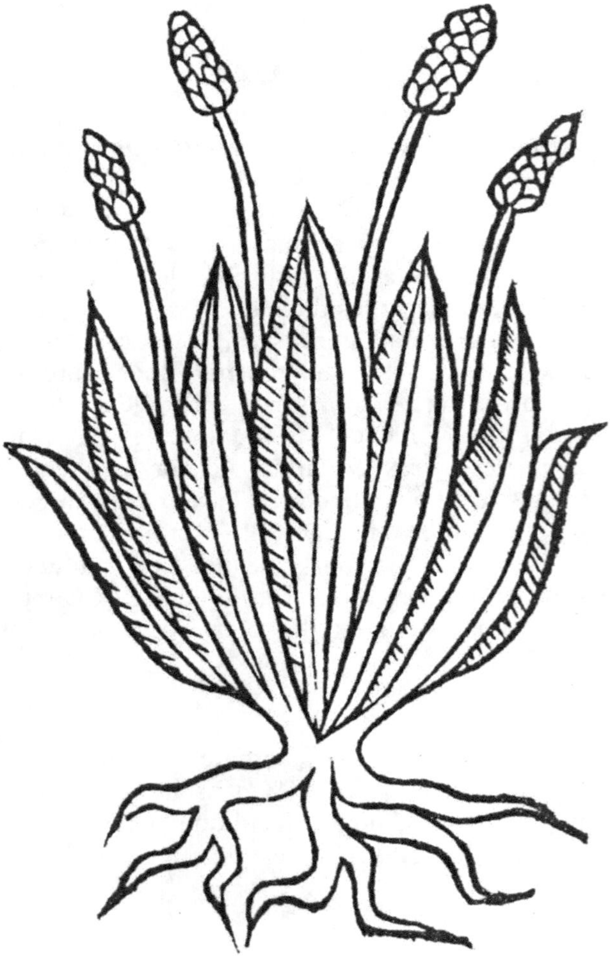

Des Huiles en général

Sous le nom d'huile on a proprement entendu le suc onctueux ou la substance graisseuse tirée par expression des olives, car *oleum*, qui est le nom latin, vient d'*olea* [...] qui signifie oliviers ou olives. Néanmoins toute liqueur grasse & inflammable de quelque part qu'elle soit tirée est appelée *huile* ; les graisses des animaux ne sont que des huiles congelées par le mélange qui s'y est fait des sels volatils & d'un peu de phlegme. Les fruits, les baies & les semences abondent en huile ; enfin généralement toutes les matières combustibles ne s'enflamment que par l'huile qu'elles contiennent.

On peut diviser les huiles en naturelles & en artificielles : les naturelles sont comme le liquidambar, la térébenthine, qui sortent par les incisions qu'on a faites aux arbres, l'huile de pétrole qui découle des fentes des rochers. Les artificielles sont comme les huiles qu'on tire par expression ou par distillation, ou qu'on prépare par infusion.

Je ne parlerai dans ce Traité que des huiles dont on se sert dans la Pharmacie Galénique, puisque j'ai donné des modèles d'huiles chimiques dans mon *Livre de Chimie.*

99. Huile d'Amandes douces

Des amandes douces, ce que vous voudrez

Pilez-les bien dans un mortier de marbre avec un pilon de bois, enfermez ensuite la pâte dans un sac de toile forte & la mettez dans la presse, pressez-la d'abord faiblement & ensuite avec plus de force, puis gardez l'expression pour l'usage.

[...]

Vertus : elle adoucit les âcretés de la trachée-artère & de la poitrine, elle excite l'urine, elle apaise les douleurs de la colique néphrétique, en faisant couler la pierre, le sable ou les phlegmes du rein à la vessie : elle apaise les tranchées des femmes en couche & celle des petits enfants : la dose en est depuis deux dragmes jusqu'à une once & demie : on s'en sert aussi extérieurement pour ramollir et pour radoucir.

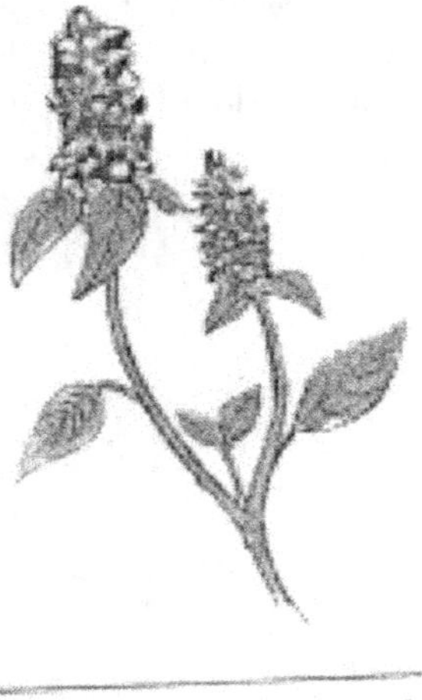

Prunella vulgaris

100. Huile d'Œufs

Quarante œufs ou environ & les faites bouillir dans l'eau jusqu'à ce qu'ils soient durs. Après cela séparez les jaunes des blancs & les mettez dans une terrine vernissée sur un feu modéré, les remuant avec une espatule jusqu'à ce qu'ils rougissent & qu'ils rendent une liqueur semblable à de la graisse. Enfermez-les ensuite dans un sac de toile forte & les exprimez fortement dans une presse que vous aurez chauffée, puis gardez pour l'usage la liqueur huileuse qui en sera sortie.

Vertus : elle est propre pour adoucir la peau, pour en ôter les cicatrices, pour remplir les cavités de la petite vérole, pour les crevasses du sein, pour la brûlure.

Quand on veut rendre l'huile d'œufs blanche & lui ôter l'odeur d'empyreume que le feu lui a donnée, il faut l'exposer à la rosée de la nuit & du matin pendant le mois de mai, l'agitant de temps en temps & continuer douze ou quinze jours.

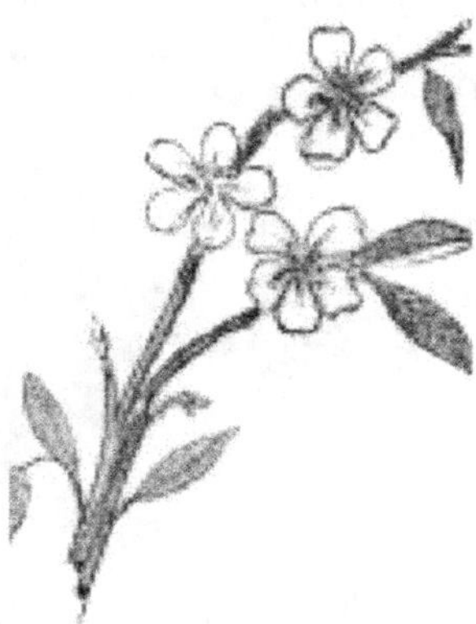

Prunus amygdalus

101. Huile de Laurier

Des baies de laurier nouvelles & bien mûres, ce que vous voudrez

Après les avoir pilées, faites-les bouillir dans l'eau commune & les exprimez fortement ; & quand la liqueur exprimée sera refroidie, vous ramasserez l'huile qui surnagera ; puis vous mettrez de nouveau dans l'eau chaude la matière exprimée, que vous pilerez derechef & que vous exprimerez ensuite comme la première fois, pour ramasser le reste de l'huile.

On peut tirer de la même manière les huiles de baies de lentisque, de lierre, de myrtilles, de palmes, etc.

Vertus : l'huile de laurier raréfie, ouvre, amollit & fortifie les nerfs : elle chasse les vents : on s'en sert pour la paralysie, pour la faiblesse des nerfs, pour résoudre les humeurs, pour les catarrhes, pour la goutte sciatique, pour la colique venteuse ; on en frotte chaudement les parties : on en mêle aussi dans les lavements depuis [une] demi-once jusqu'à une once & demie ; on peut même en faire prendre quelques gouttes dans la bouche.

102. Huile rosat

Des roses rouges nouvelles pilées
De l'huile d'olive

Mettez-les dans un vaisseau convenable bien bouché & laissez infuser au Soleil pendant sept ou huit jours : après cela faites-les bouillir légèrement & faites-en ensuite une forte expression. Jetez les roses exprimées & mettez-en de nouvelles dans l'huile pour un seconde infusion & réitérez la même chose jusqu'à trois fois : après quoi vous laisserez les dernières roses infusées dans l'huile, que vous passerez dans le temps que vous en aurez besoin.

On peut préparer par une infusion semblable les huiles de fleurs d'aneth, de camomille, de mélilot, de lys blancs simples, de nénuphar, de sureau, de bouillon blanc, de violettes, de troène, de pavot, de girofle, de genêt, de guimauve, de tamarin, d'hypericum simple, de narcisse blanc, de romarin, de sommités d'absinthe, de mouron, de menthe, d'aurone, de rue, de myrrhe, de marjolaine, de sabine & de sauge.

Vertus : l'huile de rose fortifie & raffermit en adoucissant, elle résout les fluxions, elle tempère la chaleur des reins et de la tête, on en frotte chaudement les parties.

103. Huile d'Iris

Des racines d'iris pilées
Des fleurs de la même plante
De l'huile douce

Mettez le tout dans un vaisseau vernissé & laissez en macération pendant vingt-quatre heures sur les cendres chaudes ; après cela faites-le bouillir légèrement & l'exprimez. Versez l'huile exprimée sur de nouvelles racines & de nouvelles fleurs d'iris. Laissez-les en macération : cuisez-les et faites-en l'expression comme la première fois. Réitérez ensuite la même préparation pour la troisième fois ; après quoi vous laisserez rasseoir l'huile, que vous garderez pour l'usage.

Vertus : elle atténue, elle déterge & elle résout puissamment ; on s'en sert pour les tumeurs froides, pour les écrouelles, pour avancer la suppuration.

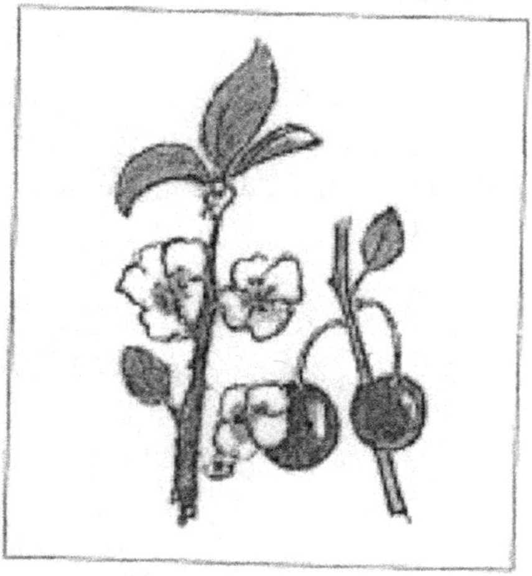

Prunus avium

104. Huile de Coings

[même procédé mais on en fait seulement une seconde infusion, coction & expression]
Des coings pilés avant qu'ils soient tout à fait mûrs & de l'huile commune

Vertus : elle est astringente, elle fortifie l'estomac, elle arrête le vomissement & les sueurs immodérées, on en frotte l'estomac, la poitrine & l'épine du dos ; on peut en mettre dans les lavements astringents, depuis [une] demi-once jusqu'à deux onces.

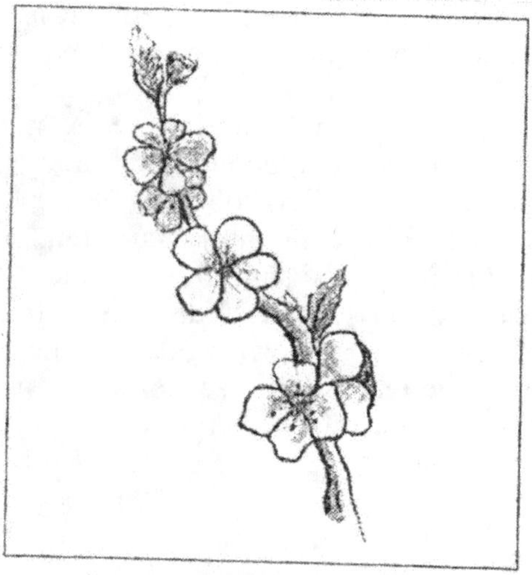

Prunus cerasifera
Prunier myrobolan

105. Huile de jasmin fort odorante

De petits cotons imbibés d'huile de ben, que vous étendrez dans un bassin d'une largeur convenable ; vous les couvrirez ensuite de fleurs de jasmin nouvelles qui soient en leur vigueur, & vous couvrirez le bassin d'un autre semblable, que vous renverserez par-dessus ; vous les laisserez en cet état pendant quatre heures, après quoi vous retirerez les fleurs de jasmin pour y en remettre de nouvelles, & vous réitérerez cette manœuvre jusqu'à dix fois ; enfin vous exprimerez les flocons & il en sortira une huile fort odorante que vous garderez pour l'usage.

Vertus : elle fortifie & elle réjouit le cerveau ; on s'en sert plus pour les parfums que pour la Médecine.

On peut préparer de la même manière les huiles odorantes de fleurs de tubéreuses, d'oranges, de citron, de violettes, de roses, d'œillets, de giroflées.

On doit faire cette huile sans feu, parce que l'odeur des fleurs de jasmin est si superficielle, que la moindre chaleur serait capable de la dissiper ; de plus, l'huile en chauffant acquiert toujours une mauvaise odeur, il ne faut pas piler les fleurs, parce que leur volatil se confondrait dans les parties grossières de la fleur & il se perdrait.

106. Huile de Mandragore

Des sucs de pommes de mandragore ou à défaut, des feuille de la même plante
Des têtes de pavot noir
Des feuilles de jusquiame
De violettes & de ciguë
De l'opium, du storax calamite
De l'huile commune

Ces sucs mêlés avec de l'huile ayant été exposés pendant dix jours à la chaleur du Soleil, cuisez-les insensiblement jusqu'à la consomption des sucs ; coulez ensuite la décoction, dans laquelle vous dissoudrez l'opium, vous y mêlerez le storax dissout avec un peu de térébenthine.

Vertus : elle tempère & elle adoucit les inflammations, elle modère les douleurs en assoupissant, elle est bonne pour la brûlure, pour les hémorrhoïdes.

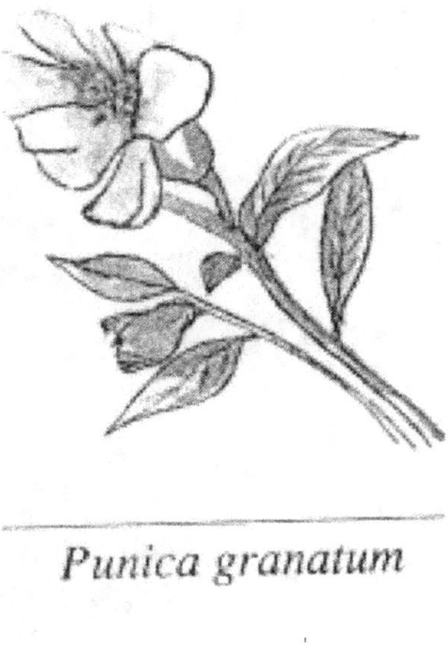

Punica granatum

107. Huile de Peuplier

Des yeux de peuplier
De l'huile commune
Du vin rouge

Laissez le tout en macération pendant huit jours, cuisez-le ensuite & l'exprimez & gardez l'huile exprimée pour l'usage.

On aura des yeux de peuplier récemment cueillis, on les pilera bien dans un mortier, on les mettra dans une cruche, on versera dessus l'huile et le vin, on bouchera la cruche, on l'exposera huit jours au Soleil ou en autre lieu chaud, puis on fera bouillir la matière à petit feu jusqu'à consomption du vin, on coulera l'huile avec forte expression ; & l'ayant laissé dépurer, on la gardera pour le besoin.

Vertus : elle adoucit en rafraîchissant, elle est bonne pour les inflammations, pour la brûlure entamée ; elle est résolutive.

108. Huile d'Escarbots [scarabées]

Des escarbots appelés fouille-merde
De l'huile de lin

On ramassera des escarbots qu'on trouve sur les excréments, qu'on appelle par cette raison *fouille-merde*, lorsqu'ils sont dans leur vigueur ; on les mettra tout vivants dans un vaisseau de terre, qu'on couvrira & qu'on placera sur un petit feu pour y faire bouillir doucement la liqueur ; & quand on verra que l'humidité aqueuse aura été consumée, on coulera la liqueur avec expression & l'on gardera l'huile ; c'est l'huile d'escarbots.

Vertus : elle est résolutive, adoucissante & fortifiante ; on s'en sert pour résoudre les hémorrhoïdes & pour raffermir l'anus quand il est relâché, étant appliqué dessus.

On peut rendre cette huile plus forte & plus efficace, en réitérant d'y mettre bouillir de nouveaux escarbots.

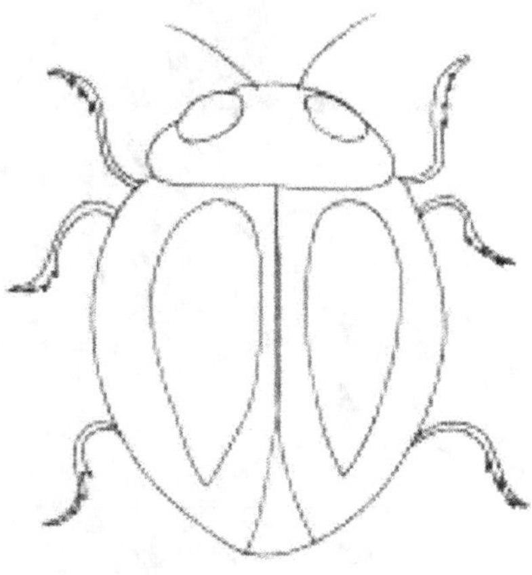

109. Huile de Vers de terre

Des vers de terre des plus gros & bien lavés & de l'huile commune

Du vin blanc

Laissez-les en macération pendant vingt-quatre heures ; après cela cuisez-les jusqu'à consomption du vin ; exprimez ensuite l'infusion & gardez l'huile exprimée pour l'usage.

Vertus : elle est bonne pour ramollir & pour fortifier les nerfs, pour les douleurs des jointures, pour résoudre les tumeurs, pour les dislocations, pour les foulures ; on en frotte les parties malades.

Les vers de terre répandent beaucoup de leur sel volatil dans cette huile, c'est ce qui lui donne beaucoup de vertu.

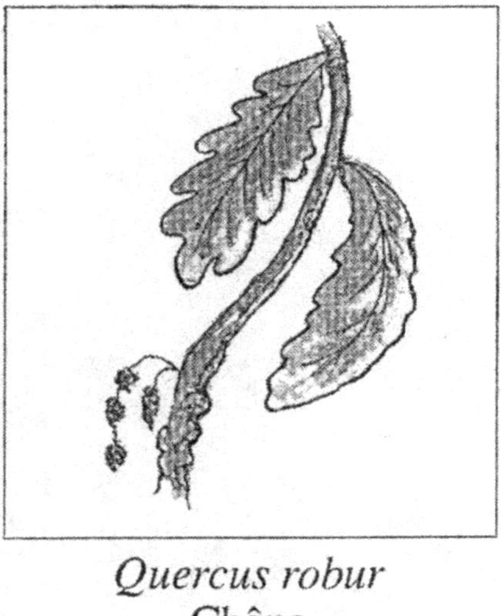

Quercus robur
Chêne

110. Huile de Scorpions simple

Des scorpions vivants
De l'huile d'amandes douces

Que les scorpions soient noyés dans l'huile & cuits ensemble dans un vaisseau de terre vernissé, au feu d'un bain-marie bien chaud, la cuisson de ces animaux étant faite, on exprimera l'huile, on l'épurera & on la gardera pour l'usage.

On mettra soixante scorpions vivants des plus gros dans un pot de terre vernissé, on versera dessus trois livres d'huile amandes amères, on couvrira le pot exactement, on le placera dans un bain-marie & par un feu assez fort, on fera cuire les scorpions, on coulera l'huile avec expression & on la gardera.

Vertus : on en prend intérieurement pour l'urine, pour atténuer & pousser la pierre, la gravelle, pour résister au venin : la dose en est depuis [une] demi-dragme jusqu'à deux. On l'applique extérieurement sur la région de la vessie, sur les reins, aux émonctoires, pour les mêmes maladies, elle raréfie les humeurs froides & visqueuses & peut les résoudre ; on met sur la piqûre du scorpion pour résister à son venin ; mais elle n'y produit pas grand effet.

111. Huile de Grenouilles

Des grenouilles vivantes
De l'huile de lin

[...] On peut préparer de la même façon les huiles de crapauds & d'écrevisses.

On aura dix ou douze grenouilles vivantes, on les coupera en morceaux & on les mettra dans un pot de terre vernissé, on versera dessus aussitôt une livre & demie d'huile de lin, on couvrira le pot exactement,on le placera au bain-marie bouillant, on la laissera reposer & on la versera par inclination pour la dépurer de ses fécès.

Vertus : elle adoucit, elle tempère les inflammations, elle excite le sommeil étant appliquée aux tempes, elle apaise les douleurs de la goutte, on en frotte les parties douloureuses. [...]

12. Huile de Lézards

Des lézards verts vivants, douze, quinze ou vingt, selon leur grandeur et jetez-les et les noyez :
Dans de l'huile de noix chaude
Ou vin blanc

Faites-les cuire à petit feu jusqu'à consomption de l'humidité aqueuse ; coulez ensuite & exprimez la décoction & gardez l'huile pour l'usage.

On peut préparer de même l'huile de vipères & d'autres sortes de serpents.

Vertus : on s'en sert pour faire croître les cheveux & pour les hernies, elle est résolutive et fortifiante, on en oint les parties malades.

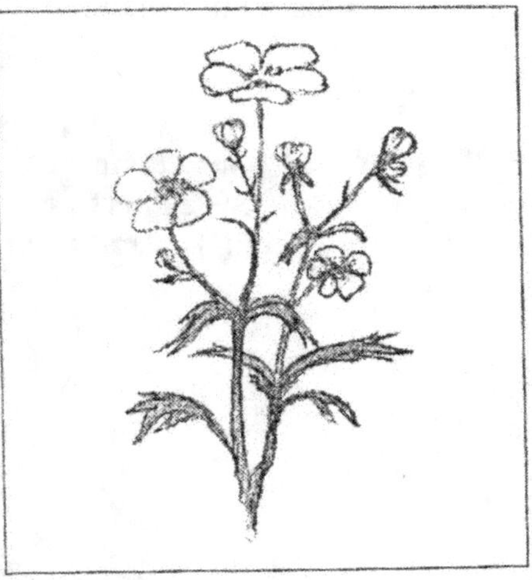

Ranunculus acris/ Ranunculus occidentalis)

113. Huile de Renard

Un renard adulte, écorché, vidé de ses entrailles & coupé par morceaux
Du sel commun
Des sommités récentes de thym, d'aneth
De sauge, de romarin et de chamaepitys
De l'huile commune

On aura un renard vigoureux, on le tuera, on l'écorchera, on en ôtera les entrailles, on le coupera par morceaux, on le mettra dans un pot de terre vernissé avec le sel subtilement pulvérisé & les sommités des plantes incisées et pilées, dans un mortier ; on versera dessus l'huile, on couvrira le pot exactement & on le placera au bain-marie bouillant, pour y faire cuire la matière pendant douze heures ou jusqu'à ce que la chair du renard soit attendrie ; on coulera alors la liqueur, exprimant fortement le marc ; on laissera dépurer l'huile & l'ayant séparée par inclination de ses fécès on la gardera pour le besoin.

Vertus : elle est propre pour atténuer & pour résoudre les humeurs froides, pour fortifier les nerfs & les jointures on s'en sert pour la sciatique, pour la paralysie ; on en frotte les parties faibles.

114. Huile de Petits-Chiens

Des petits chiens nouveau-nés
Des vers de terre
De l'huile commune [...]
De la térébenthine bien claire
De l'esprit-de-vin

On aura deux petits chiens nouveau-nés, on les coupera par morceaux, on les mettra dans un pot de terre vernissé, avec une livre de vers de terre vivants bien lavés & dégorgés de leur terre, on versera dessus l'huile, on couvrira le pot exactement, on le placera au bain-marie, on mettra du feu dessous pour faire bouillir l'eau pendant douze heures ou jusqu'à ce que les petits chiens & les vers soient bien cuits ; on coulera alors l'huile avec forte expression, on la laissera dépurer, on la séparera de ses fécès, la versant par inclination dans un autre vaisseau ; on y démêlera la térébenthine et l'esprit-de-vin & l'on gardera le mélange ; c'est l'huile de petits chiens.

Vertus : elle est fort bonne pour fortifier les nerfs, pour la sciatique, pour la paralysie, pour dissoudre et résoudre les catarrhes qui viennent de la pituite froide & visqueuse ; on en frotte les épaules, l'épine du dos & les autres parties malades.

115. Huile d'Araignées de Mindererus

De grosses araignées & bien nourries, 45
Des feuilles de rue nouvelles & des fleurs de sureau aussi nouvelles
Des huiles de nénuphar & de vers de terre
De millepertuis
De vinaigre rosat & de souci

Faites cuire le tout dans un pot de terre jusqu'à consomption du vinaigre ; coulez ensuite la décoction & faites infuser de nouveau dans la colature :

Des araignées bien nourries
Du camphre dissous dans l'esprit-de-vin

Laissez-les en digestion au bain-marie pendant douze heures dans un vaisseau bien bouché & sans passer l'huile davantage, gardez-la pour l'usage.

Vertus : on l'emploie pour les fièvres malignes, pour la peste, pour la petite vérole, on en frotte les artères & les émonctoires.

116. Huile de Fourmis de Mynficht

Des fourmis vivantes & de la semence de roquette

Mêlez-les & les concassez, en sorte qu'il s'en fasse une pâte. Mettez-la dans un vaisseau de verre, puis l'exposez au Soleil jusqu'à ce qu'elle devienne huileuse. Faites-en l'expression & gardez l'huile exprimée pour l'usage.

Vertus : elle excite l'acte vénérien, on en oint la région des reins, le périnée & l'on en frotte la plante des pieds.

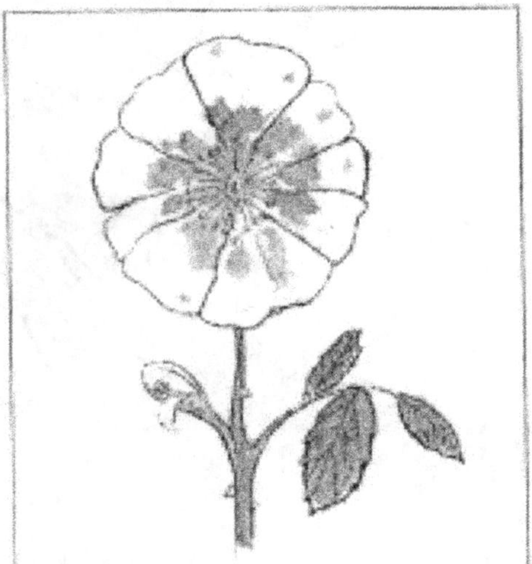

Rosa canina
Eglantier

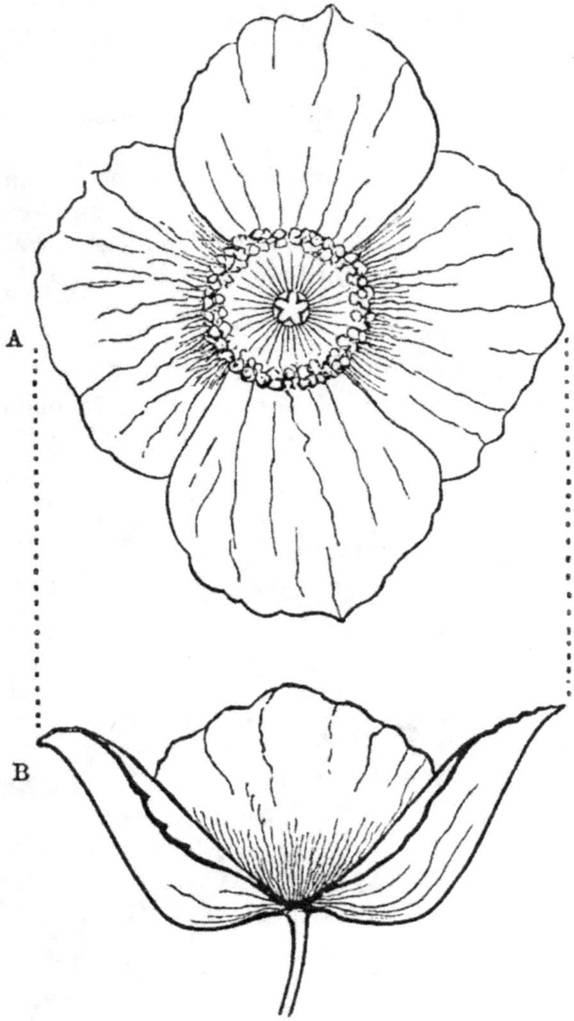
A
B

es Baumes

Les baumes & les Huiles ont tant d'affinités et de essemblances entre eux, qu'on les confond souvent & qu'on ppelle une même liqueur, tantôt *huile*, tantôt *baume* ; il y a ourtant cette différence, que les baumes ont généralement lus de consistance que les huiles.

On divise les baumes naturels & artificiels ; les aturels sont ceux qui sortent des arbres par des incisisons u'on leur a faites, comme le baume blanc, les térébenthines, e liquidambar, les baumes du Pérou, de Copahu. Les baumes rtificiels sont ceux qu'on prépare par la Chimie & par la harmacie ordinaire ; ils sont composés d'huiles, d'essences, e gommes, de cire, de résines, de poudres, suivant les ifférentes vertus qu'on veut leur donner : on en prépare our les plaies, pour conserver les corps morts, pour fortifier réjouir le cerveau, le cœur, l'estomac, pour résister au enin, pour les maladies de poitrine, pour parfumer.

Rubus fruticosus

117. Baume polychreste de Jacobi le Mort

De la salsepareille
De l'esprit-de-vin
De la gomme de gaia
Du baume du Pérou

Laissez-les en infusion dans un vaisseau de verre jusqu'à ce que l'esprit-de-vin ait acquis une teinture dorée ; ajoutez ensuite à la colature de la gomme de gaia.
Laissez-en digestion, remuant le vaisseau jusqu'à ce que la gomme soit entièrement dissoute ; mêlez-y ensuite du baume du Pérou.

Faites-en un baume.

Vertus : il est sudorifique ; on s'en sert pour les maladies vénériennes, pour la lèpre, pour le scorbut : la dose en est depuis dix gouttes jusqu'à deux dragmes.

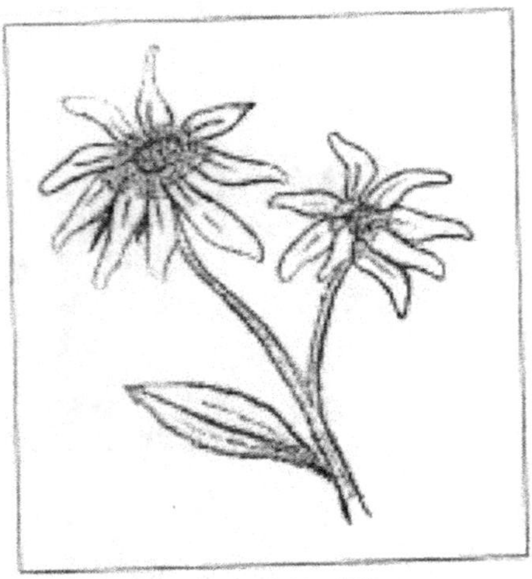

Rudbeckia hirta

118. Baume pour les Maux d'épine de Bateus

De l'axonge humaine
De la graisse d'oie & celle de blaireau
De l'huile de laurier
Des feuilles de sauge, de marjolaine, d'ièble, de sureau, de calament, d'origan & de lavande

Faites bouillir ces drogues, mêlées ensemble jusqu'à la consomption des sucs ; ajoutez à la colature exprimée :

Du baume de succin, du beurre de macis
De l'huile de pétrole & de celle d'aspic

De ce mélange faites un baume.

On aura les plantes récemment cueillies au temps de leur vigueur, on les pilera & on les mettra dans une bassine avec les graisses & l'huile de laurier, on remuera le tout ensemble avec une espatule de bois sur un petit feu, jusqu'à ce que l'humidité aqueuse des herbes se soit consumée ; on coulera alors la liqueur toute chaude avec expression & l'on y ajoutera le baume de succin, le beurre ou l'huile de macis, le pétrole & l'huile d'aspic, pour faire le baume qu'on gardera dans un pot bien bouché.

Usages : on s'en sert pour le rachitis, on en oint & l'on en frotte l'épine du dos le matin & le soir un peu avant que de se mettre au lit, on l'applique dessus de la laine grasse avec un linge en double ; il est résolutif & nerval.

Vertus : on peut donner à l'huile de muscade, qu'on a tirée par expression, le nom de *beurre*, parce qu'elle en a la consistance & que sa couleur en approche ; mais il est rare qu'on donne ce nom à l'huile de cannelle, de genièvre. [...]

119. Baume d'Arcéus

Du suif de bouc
De la gomme élémi & de la térébenthine de Venise
De l'axonge de porc

Faites-en un baume.

On mettra [à] fondre ou liquéfier toutes les drogues ensemble dans une bassine sur un feu assez médiocre & l'on passera la matière fondue par un linge pour en séparer les impuretés qui se trouvent dans la gomme élémi ; on laissera refroidir la colature ; c'est le baume d'Arcéus, on le gardera dans un pot pour le besoin.

Vertus : il est bon pour consolider les plaies, pour les piqûres, pour les dislocations, pour les contusions, pour fortifier les nerfs.

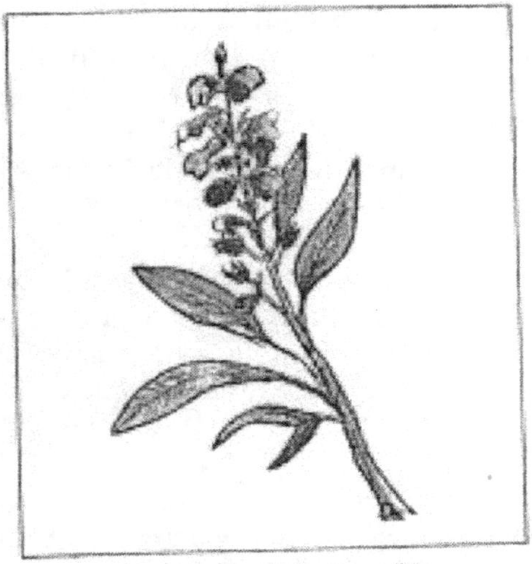

Salvia officinalis

120. Baume de Soliman

Des œufs frais, de la térébenthine claire, de la poix navale & de la colophone
De la myrrhe, de la résine du pin, de l'oliban, de la sarcocolle & du vitriol romain
De l'aloès, du nitre, du sang-dragon, du safran oriental, de l'esprit-de-vin

Mêlez & distillez toutes ces drogues & vous aurez le baume désiré.

On pulvérisera ensemble grossièrement la myrrhe, la sarcorolle, l'oliban, l'aloès & le sang-dragon ; d'une autre part, le salpêtre & le vitriol romain ; on mêlera les poudres avec le safran & on les mettra ensemble dans une cornue de verre ou de grès lutée qui puisse contenir environ huit livres, on versera sur ces drogues les blancs d'œufs & la térébenthine qu'on aura bien mêlés ensemble, puis on y mêlera la poix navale, la colophone & la résine concassées ; on versera enfin sur le mélange l'esprit-de-vin, on brouillera bien le tout & ayant bouché la cornue, on le laissera en digestion pendant deux jours, à froid, on débouchera la cornue, on la placera dans un fourneau & ayant adapté un récipient & luté les jointures, on fera distiller par un feu médiocre au commencement & assez fort sur la fin, tout ce qui pourra sortir du mélange ; ce sera le baume de Soliman, on le gardera dans des bouteilles bien bouchées.

Vertus : il est vulnéraire, fortifiant, résolutif, il résiste à la gangrène, il déterge & consolide les plaies, étant appliqué extérieurement. On peut aussi l'employer intérieurement ; il excite les mois aux Femmes & l'urine, il est bon pour la néphrétique : la dose en est depuis un scrupule jusqu'à une dragme. […]

121. Baume bézoardique ou Cordial d'Angelus-Sada

De l'huile de semence de citron extraite par expression & de la cire jaune
Du suc de citron réduit en consistance de citron, d'angélique & d'absinthe
De thym, de romarin & de girofles
De camphre

De ce mélange faites un baume.

On mettra [à] fondre sur un peu de feu la cire jaune avec l'huile de semence de citron, puis étant hors du feu, l'on y mêlera les essences ou huiles distillées, dans lesquelles on aura auparavant dissous le camphre, le tout étant presque refroidi l'on y incorporera le jus de citron épaissi ; agitant beaucoup le baume avec un bistortier & on le gardera.

Vertus : il résiste au mauvais air, il est propre contre la peste & les autres maladies contagieuses, il abat les vapeurs hystériques, il fortifie le cerveau ; l'on en met un petit morceau dans le nez. [...] on s'en frotte le nez, les tempes, les mains, les poignets, quand on est dans un air corrompu & contagieux ; il fortifie le cœur.

22. Baume hypnotique de Mynficht

De l'huile de noix muscade tirée par expression
De la moelle de cerf
Des huiles de roses vulgaires, de violettes, de nymphaea
De semences de jusquiame & de pavot blanc, tirées par expression, de briques & de benjoin & de l'onguent populeum
De l'extrait d'opium & du safran oriental
De l'ambre gris, du musc & de l'essence de roses

Faites de tout cela un baume.

On mettra [à] fondre ensemble par un feu très lent, les huiles, la moelle de cerf, le populeum ; on amollira avec un peu d'esprit-de-vin l'extrait d'opium au bain-marie & on le mêlera dans la matière la remuant fortement, puis étant refroidie, l'on agitera le safran, l'ambre & le musc subtilement pulvérisés dans un mortier huilé au fond avec l'essence de roses ; on aura un baume qu'on gardera dans un pot bien bouché.

Vertus : il excite le sommeil, il apaise la douleur de tête ; on en frotte les narines, les tempes & les poignets.

123. Baume du Samaritain

De l'huile commune & du vin en parties égales

Cuisez-les ensemble à petit feu dans un vaisseau vernissé, jusqu'à la consomption du vin & gardez le baume.

Vertus : il nettoie & consolide les plaies, il fortifie les nerfs, il résout les catarrhes.

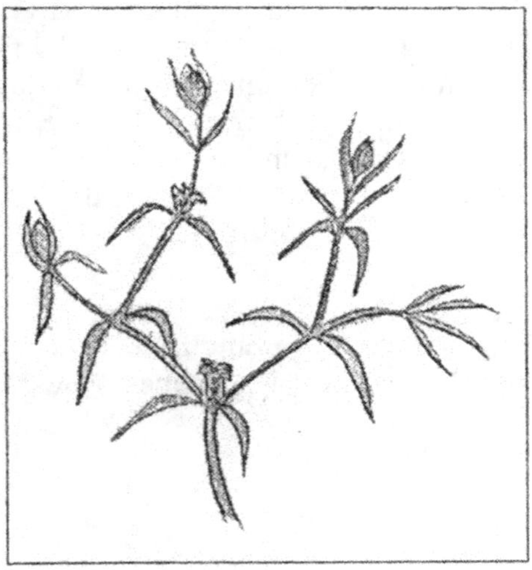

Scleranthus annuus
Scléranthe

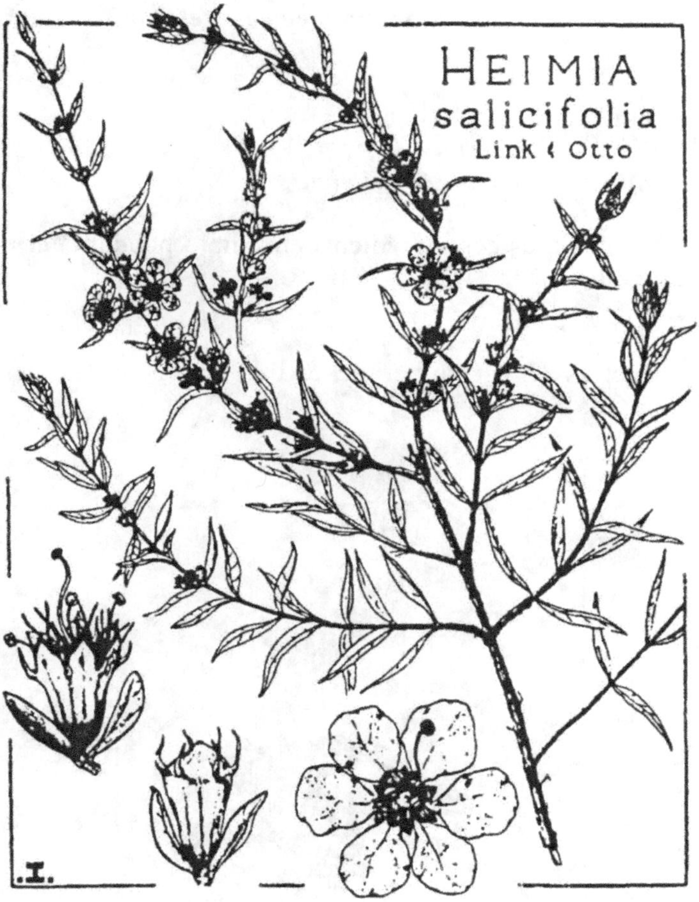
HEIMIA
salicifolia
Link & Otto

124. Baume de Christ de Paracelse réformé

Du vin noir
De l'huile de millepertuis
De la liqueur de mumie & des fleurs

Mêlez tous ces ingrédients ensemble pendant un mois & distillez-les.

Vertus : il est vulnéraire & très bon pour les articles [articulations].

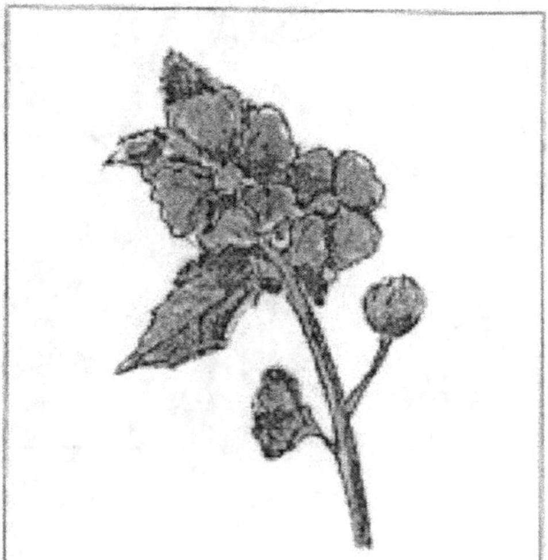

Sildacea sp. -
Malva sylvestris

125. Baume propre à faciliter la sortie des Dents aux Enfants

Du beurre de mai non salé, des graisses de poules & de canard
Des fleurs de pavot champêtre

Cuisez-les dans le suc d'écrevisses vivantes pilées, tiré avec l'eau de bluet & le mucilage de racines de guimauve jusqu'à consomption des sucs : après avoir exprimé la décoction, ajoutez-y :

Du sucre candi blanc
Des trochisques de gallia moschata, un jaune d'œuf

Mêlez-le tout & faites-en un baume.

Vertus : on s'en sert pour ramollir & attendrir les gencives des petits enfants, afin que leurs dents percent plus facilement, on en frotte souvent les gencives.

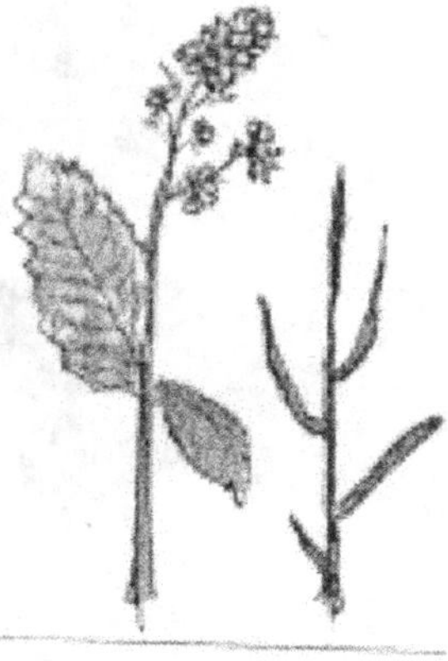

Sinapis arvensis
Moutarde

126. Baume anodin

Des feuilles d'ortie brûlante, de plantain, de mercuriale & de marjolaine
De l'huile de noix tirée par expression
Du meilleur vin blanc

Laissez toutes ces drogues en macération avec le vin & l'huile dans un vaisseau vernissé sur les cendres chaudes pendant vingt-quatre heures ; après cela cuisez-les à petit feu jusqu'à la consomption du vin : coulez & exprimez la décoction, puis gardez le baume épuré pour l'usage.

Vertus : il est propre pour adoucir les humeurs, pour apaiser les douleurs, soit aux articles [articulations], soit dans les plaies ; il serait mieux appelé *huile* que *baume*.

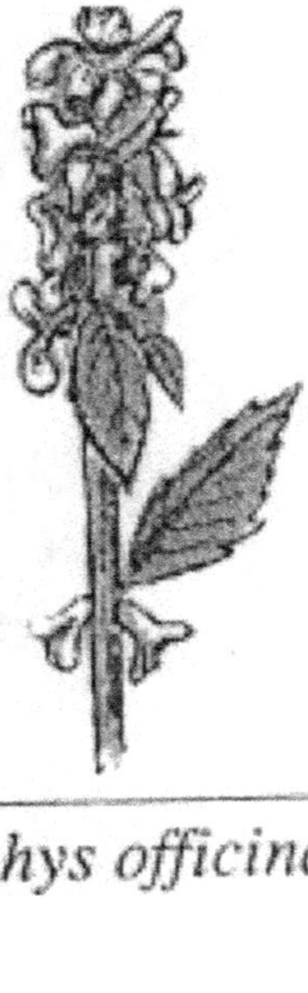

Stachys officinalis

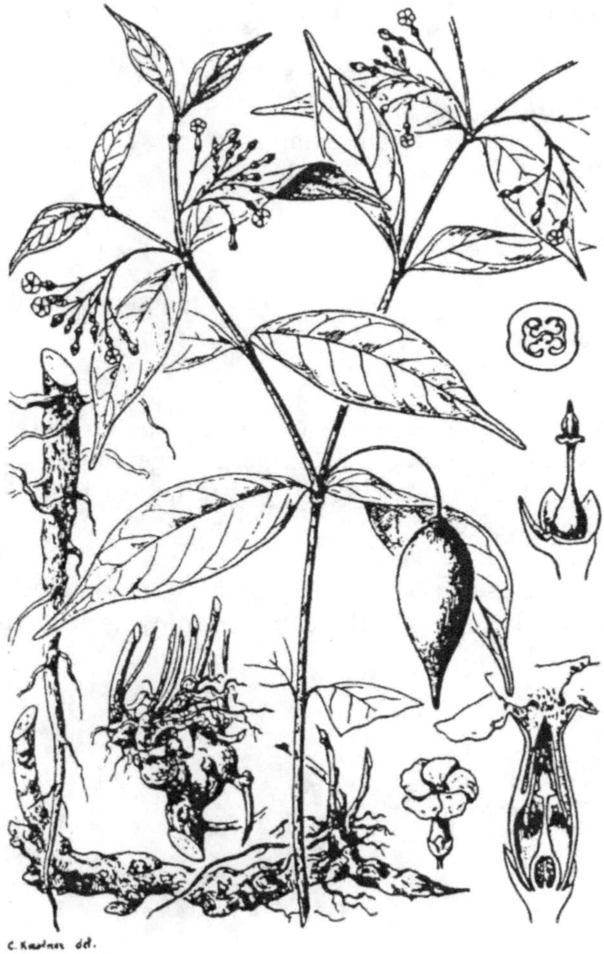

127. Baume anodin ou Apaise-Douleur de Bateus

Du savon râpé
Du camphre
De l'opium
Du safran
De l'esprit-de-vin

Mettez-le tout en digestion chaudement pendant dix jours & faites ensuite la colature.

Vertus : il apaise les douleurs les plus violentes, étan appliqué dessus la partie avec un petit linge qui en sera imbu & on le renouvelle de quatre en quatre heures jusqu'à ce que la douleur ait cessée.

On s'en sert pour les rhumatismes, pour la goutte, or en donne aussi par la bouche depuis trente jusqu'à cinquante gouttes dans du vin.

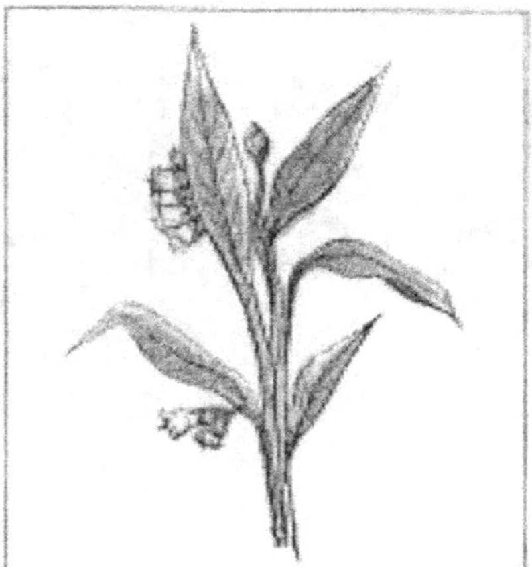

Symphytum officinale

Des Onguents, des Liniments & des Cérats

Le nom d'*onguent* dérive du verbe latin *ungere* & comme l'on oint avec les huiles de même qu'avec les onguents, les Anciens appelaient *onguents*, les huiles aromatiques dont on se frottait les jointures & ceux qui les vendaient étaient nommés *Unguentarii* : mais nous entendons présentement par onguents, des compositions de graisses, d'huiles, de cires, de poudres, auxquelles on donne ordinairement des consistances approchantes de celles des graisses.

Liniment vient du latin *Linire*, qui signifie *oindre doucement*, on l'appelle en latin *Linimentum, seu litus* ; c'est un mélange d'onguents ou de cire & d'huile d'une consistance plus épaisse que l'huile, mais moins épaisse que l'onguent ; il en est ordinairement employé à ramollir & adoucir ; on en frotte les parties délicates, comme la poitrine.

Les cérats prennent leurs noms de la cire qui y entre appelée en latin *Cera* ; on leur donnait autrefois une consistance plus solide qu'à l'onguent & moins dure qu'à l'emplâtre, mais présentement on n'observe point de règle à cet égard ; car on les fait quelquefois mous comme des onguents, d'autres fois plus liquides & d'autres fois plus durs ; on y mêle les mêmes drogues qu'aux onguents & l'on donne quelquefois le nom de *Cérat* à des compositions où il n'entre point de cire.

128. Onguent arégon de Nicolas Salern

Des deux sortes d'herbes aux puces, de lauréole, des feuilles de concombre sauvage & d'herbe au chat ; des racines de concombre sauvage & d'arum ; du romarin, de la marjolaine, du serpolet & de la rue ; des feuilles de laurier, de sabine & de sauge , de la racine de bryone ; des racines de pyrèthre & de gingembre ; du poivre & de l'euphorbe
Du mastic & de l'encens
Du beurre, de la graisse d'ours & de l'huile de laurier
De l'huile muscade, de pétrole, de la cire jaune
De l'huile commune
Du meilleur vin

Faites-en un onguent.

On incisera & l'on concassera bien les racines & les herbes, on les mettra dans un pot de terre vernissé, on versera dessus l'huile & le vin, on couvrira le pot & l'on laissera la matière en digestion sept ou huit jours ; ensuite on la fera bouillir doucement jusqu'à la consomption de l'humidité aqueuse, on la coulera avec expression & dans la colature on fera fondre la cire coupée par petits morceaux, le beurre, la graisse d'ours, les huiles de laurier, de *muscelinum* & de pétrole, on retirera la bassine de dessus le feu & quand la matière sera à demi refroidie, l'on y mêlera exactement le poivre, l'euphorbe, le mastic et l'encens subtilement pulvérisés, pour faire un onguent qu'on gardera au besoin.

Vertus : il digère, il atténue, il raréfie, on s'en sert pour les fluxions qui viennent d'humeurs pituiteuses & grossières, pour la paralysie, pour les faiblesses des nerfs, on en frotte l'épine du dos, on l'emploie aussi pour la colique venteuse, on en oint le bas ventre, il purge les vents & les humeurs par les selles, il excite l'accouchement.

129. Autre Onguent Citreum

De la graisse tirée des intestins des oies lavés
Des citrons coupés par morceaux
De la chair de veau
Des racines de lys
De la semence de pavot blanc concassée, des quatre grandes semences froides mondées & concassée
Du borax & de l'alun, du sperme de baleine

Mêlez ces drogues & les faites cuire dans un pot de terre vernissé au bain-marie, pendant dix ou douze heures ; après cela coulez & exprimez la décoction, puis ajoutez-y du sperme de baleine

Faites-en un onguent.

Vertus : il est propre pour emporter les taches du visage, pour adoucir & remplir les cavités après la petite vérole, pour dissiper les cicatrices ; on en oint souvent le visage, les mains, les bras, la gorge.

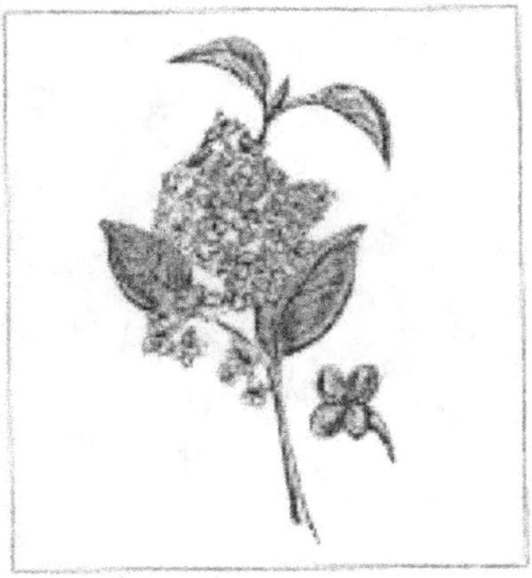

Syringa vulgaris

130. Onguent de Raves contre les Engelures

De l'huile de raves
De la résine de pin, de la cire jaune, de la térébenthine, de la graisse de bélier

Ces drogues étant fondues ensemble, faites-en un onguent.

On mettra [à] fondre ensemble sur un feu médiocre la cire, la résine, la térébenthine & la graisse dans l'huile tirée par expression, de semence de raves ou de navets ; on agitera la matière jusqu'à ce qu'elle soit refroidie, afin qu'il ne s'y fasse point de grumeaux ; c'est l'onguent de raves : il sera en consistance plus solide que les onguents ordinaires ; mais si on le désire plus mou, on n'a qu'à y employer davantage d'huile de raves.

Vertus : il est propre pour les engelures qui viennent en hiver aux pieds & aux mains.

L'huile de semence de jusquiame est meilleure pour les engelures, que celle de raves.

31. Onguent pour la Brûlure de Mynficht

Des blancs d'œufs
De l'huile d'olives

Mêlez-les exactement faites-en un onguent.

On mettra en un plat de terre des blancs d'œufs frais avec de bonne huile d'olive en la proportion ordonnée, on les agitera ensemble avec une grande espatule de bois jusqu'à ce qu'ils soient bien mêlés & qu'il s'en soit fait un onguent [...].

Vertus : il est fort propre pour adoucir & pour calmer les âcretés de la brûlure. L'Auteur demande qu'on en oigne plusieurs fois le jour la partie brûlée avec une plume de poule noire, sans appliquer par-dessus aucun linge, jusqu'à ce que la croûte qui s'y fera tombe d'elle-même.

La plume noire, plutôt que d'une autre couleur, est un mystère de petite conséquence & auquel on ne doit guère s'arrêter ; mais pour l'application de l'onguent sans linge, elle doit être observée pour éviter la douleur de la plaie & pour qu'elle dessèche plus vite ; car les linges cavent souvent et enlèvent avec eux ce qui était desséché.

Cet onguent est bon pour la brûlure entamée, il adoucit, il rafraîchit, il dessèche ; mais je ne conseillerais pas de s'en servir dans une brûlure sèche, il boucherait les pores & il empêcherait les parties du feu de sortir.

Il doit être nouvellement fait quand on l'applique & comme la préparation en est prompte & aisée, il ne faut pas le composer que sur le champ, lorsqu'on en a besoin, aussi bien ne se garderait-il pas.

132. Autre Onguent pour la Brûlure

De la fiente de cheval nouvelle
De l'axonge de porc

Mêlez-les & les fricassez dans une poêle ; coulez-les ensuite & les exprimez fortement ; après quoi vous en ferez un onguent.

On aura des étrons de cheval récemment faits, on les émiera & on les mêlera avec la graisse de porc ou avec du vieux oing dans une poêle, on fricassera le mélange sur un feu modéré pendant environ un quart d'heure, remuant toujours la matière avec une espatule, puis on la coulera toute chaude l'exprimant fortement, on laissera refroidir la colature, ce sera l'onguent.

Vertus : il est très bon pour la brûlure entamée ou non entamée, il adoucit beaucoup, on en applique dessus avec un papier brouillard.

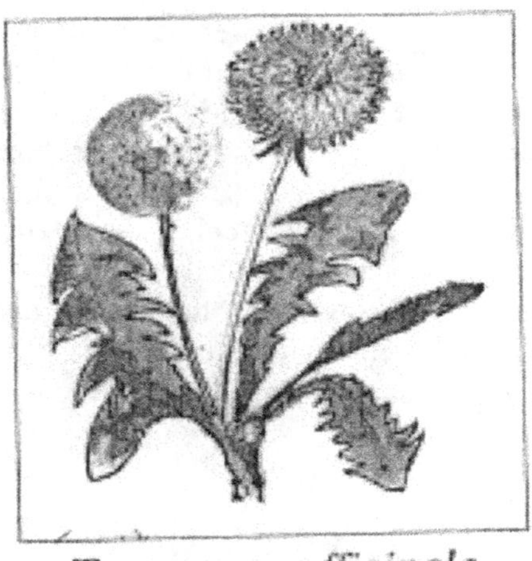

Taraxacum officinale

133. Onguent de Laurier

Des feuilles de laurier pilées
Des baies de la même plante aussi pilées
Des feuilles de choux
De l'huile de laurier
Du suif de bœuf

Cuisez-les ensemble, coulez-les & faites-en un onguent.

On concassera bien dans un mortier les baies de laurier, les feuilles de laurier & de choux, on les mêlera avec l'huile de laurier & le suif de bœuf fondu dans un pot, on le couvrira & on laissera la matière en digestion deux ou trois jours, ensuite on la fera chauffer au bain-marie bouillant, neuf ou dix heures, on la coulera avec forte expression, on la laissera reposer & refroidir, puis on la séparera d'avec les fèces, on gardera cet onguent dans un pot bien bouché.

Vertus : il fortifie les nerfs, il résout les humeurs froides. On en frotte les parties attaquées.

134. Onguent carminatif de Mynficht

Des fleurs de sureau
Du beurre de mai non salé
Du suc de camomille exprimée avec du vin

Faites-les bouillir au bain-marie jusqu'à consomption d'humidité.
Ajoutez à la colature :

De l'huile de carvi
De cumin
De fenouil

Mêlez-le tout & faites-en un onguent.

Vertus : il est propre pour dissiper les vents & les humidités de l'estomac, on en frotte les parties malades & l'on en peut mettre dans les lavements.

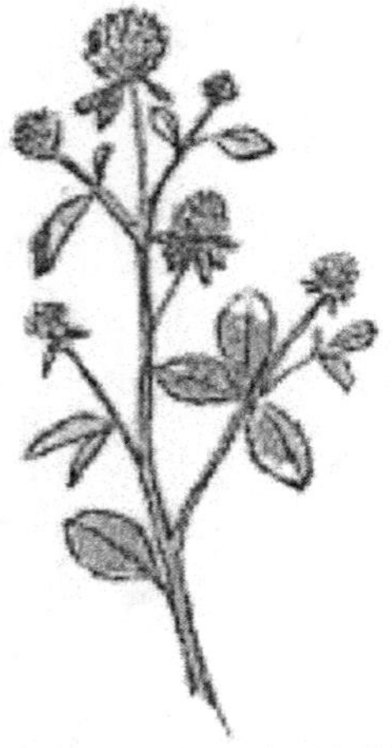

Trifolium pratense

135. Onguent de Suif de Bouc réformé

Du suif de bouc
Des huiles d'œufs, d'amandes douces, de jusquiame tirée par expression, de pavot
Des graisses d'oie, de poule & de canard
De la tutie préparée, de la céruse lavée et du minium
De l'alun brûlé, du sucre candi blanc & de l'oliban
Du safran
Du camphre & de l'opium

Mêlez le tout & faites-en un onguent avec de la cire.

On liquéfiera sur un petit feu [une] demi-once de cire blanche, le suif de bouc & les graisses d'oie, de poule & de canard dans les huiles, puis on y mêlera hors du feu, la tutie, la céruse, le minium, ensuite l'alun brûlé, l'opium, le sucre candi, l'oliban, le safran qu'on aura réduits en poudre très subtile & quand la matière sera tout à fait refroidie, on y ajoutera le camphre dissout dans un peu d'huile d'amandes douces, on aura un onguent qu'on gardera au besoin.

Vertus : il est propre pour les crevasses des mains, des pieds, du sein, pour les engelures ; il adoucit, il apaise les douleurs & il dessèche.

136. Onguent pectoral

Du beurre nouveau
De l'huile d'amandes douces
De camomille et de violettes ; de la cire blanche
Des graisses de canard & de poule
De la racine d'iris

Faites-en un onguent.

On fera fondre la cire blanche avec le beurre, les graisses & les huiles, quand la matière sera presque refroidie l'on y mêlera l'iris réduit en poudre subtile.

Vertus : il est résolutif, propre pour apaiser les douleurs de la poitrine, pour mûrir le rhume & pour faciliter le crachat, on en frotte la région de la poitrine.

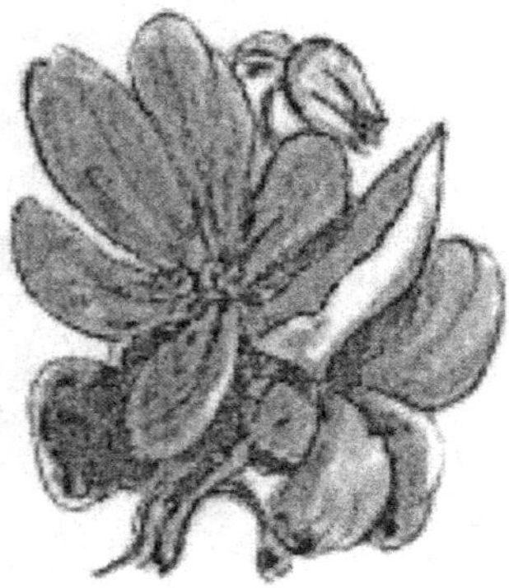

Tropaeolum majus

37. Onguent potable

)u beurre nouveau
)e la garance, du castoréum, du blanc de baleine & de la ormentille

Faites-les bouillir ensemble dans du vin muscat jusqu'à onsomption du vin & faites-en un onguent.

Vertus : on l'estime pour l'épilepsie, pour les ulcères les viscères & particulièrement de la matrice : la dose en est lepuis deux dragmes jusqu'à une once.

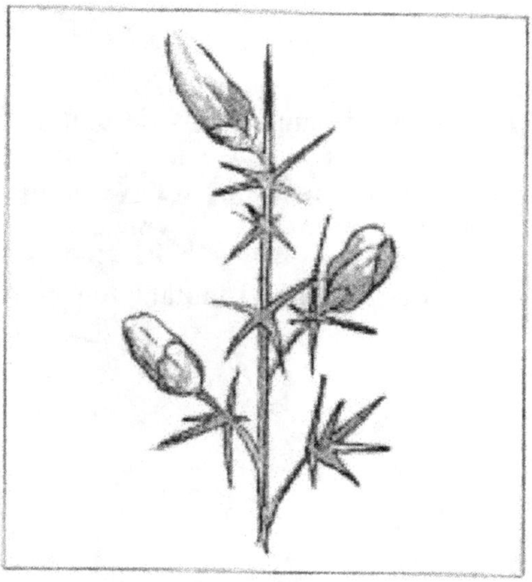

Ulex europaeus
Ajonc

138. Onguent d'Amiante

De l'amiante
Du plomb brûlé
De la tutie préparée

Calcinez-les, mettez-les en poudre, puis laissez-les en macération dans du vinaigre distillé pendant un mois, agitant cette matière une fois chaque jour, après faites-la bouillir pendant un quart d'heure & laissez-la en repos jusqu'à ce que le vinaigre paraisse bien clarifié.

Après cela [prenez] de ce vinaigre bien clarifié & de l'huile rosat ce qu'il en sera nécessaire.

Battez-les ensuite dans un mortier, pour leur donner la consistance de liniment.

Vertus : il est propre pour dessécher les dartres, les érésipèles & les autres démangeaisons du cuir ; on en frotte les parties malades.

Quoique cette composition tire son nom de la pierre amiante, il n'y en entre point, car le vinaigre n'en peut rien dissoudre.

Le beurre de Saturne a autant de vertu que ce onguent.

139. Onguent du Petit-Chien

Un petit chien nouveau-né, des vers de terre lavés dans le vin Des racines d'althaea, de lys blancs, d'iris & d'acorus, du chamaepitys, de la sauge, de la marjolaine & du serpolet, des fleurs de romarin & de millepertuis, de jonc odorant

Coupez les drogues qui en ont besoin en menues parties, puis laissez-les en macération pendant vingt-quatre heures dans :

Du vin d'Espagne, des huiles de lys blancs, de millepertuis & d'amandes douces

Faites-les bouillir jusqu'à consomption d'humidité, puis dissolvez dans l'huile exprimée :

De la moelle de cerf & du suif de bouc

Faites-en un onguent.

On aura un petit chien nouveau-né, on le coupera par morceaux, on le mettra dans un pot de terre vernissé, avec les vers de terre qu'on aura auparavant lavés dans du vin, les racines coupées par petits morceaux, les herbes & les fleurs incisés & écrasés dans un mortier, on versera dessus le vin d'Espagne & les huiles, on couvrira le pot & on laissera macérer la matière pendant vingt-quatre heures, on la fera ensuite bouillir sur un petit feu jusqu'à consomption du vin, on la coulera avec forte expression & on liquéfiera dans la colature, par une douce chaleur, la moelle de cert & le suif de bouc, pour faire un onguent liquide qu'on gardera au besoin.

Vertus : il est propre pour résoudre, pour fortifier les nerfs, pour la paralysie, pour les convulsions, pour les catarrhes, pour la goutte sciatique ; on en frotte les parties malades chaudement.

140. Onguent pour les Cheveux de Bateus

De la graisse d'ours
Du labdanum
Du miel cru
De l'aurone sèche & du baume du Pérou
De la racine de roseau sèche
De l'huile de noix muscade

Faites-en un onguent.

On pulvérisera ensemble la racine de roseau & l'aurone sèche ; d'une autre part, le labdanum : on liquéfiera ensemble la graisse d'ours, le baume du Pérou & l'huile de muscade par une lente chaleur, puis on y mêlera exactement les poudres & enfin le miel, pour faire un onguent.

Vertus : il est propre pour faire croître les cheveux, étant appliqué sur la tête, ou bien on en peut oindre les dents du peigne avec lequel on se peigne.

141. Onguent dépilatoire de Bateus

De la chaux vive
De l'orpiment
De la racine d'iris de Florence
Du sel de nitre & du soufre
De la lessive très forte

Cuisez-les en consistance d'onguent, puis ajoutez-y :

De l'huile de girofles

Mêlez le tout & faites-en un dépilatoire.

On pulvérisera l'orpiment, le salpêtre & le soufre ensemble ; d'une autre part, l'iris de Florence ; on les mettra dans un poêlon avec la chaux vive ; on versera dessus la lessive qui aura été faite avec beaucoup de cendres ; on fera bouillir la matrice doucement, la remuant avec une espatule de bois, jusqu'à ce qu'elle ait acquis une consistance d'onguent ou de cataplasme : alors on la retirera de dessus le feu, on la laissera refroidir & l'on y mêlera l'huile de girofles : on aura un onguent pesant vingt et une once, de couleur verdâtre.

142. Liniment hémorrhoïdal

De la pulpe de cloportes, de l'onguent populéum, de l'huile d'œufs.
De l'extrait d'opium

Mêlez-les & faites-en un liniment.

On aura des cloportes vivants, on les pilera bien dans un mortier de marbre ou de pierre & on les passera par un tamis renversé pour en avoir la pulpe, on le mêlera avec l'extrait d'opium, puis on les incorporera avec l'onguent populéum, l'huile d'œufs, en les agitant longtemps ensemble dans un mortier pour faire un liniment.

143. Autre Liniment [hémorrhoïdal]

De l'huile de lin, de la pulpe d'oignon cuit sous les cendres.
De la cire blanche

Mêlez-les & faites-en un liniment.

44. Liniment pour la Sciatique de M. Charas

)es petits chiens nouveau-nés & des taupes en vie
)es vers de terre
)es feuilles de laurier, de romarin, de menthe, de narjolaine, de lavande, de serpolet & de millepertuis
)e l'huile commune & du vin rouge
)e la cire jaune & de l'axonge d'oie

'aites cuire ces drogues dans de l'huile commune & du vin ouge & les tenez sur le feu jusqu'à diminution du vin : oulez-les ensuite & les exprimez fortement ; puis ajoutant à 'expression de la cire jaune & de l'axonge d'oie, votre iniment sera fait.

On prendra trois petits chiens nouveau-nés & autant le taupes vivantes, qu'on coupera par petits morceaux, on y joutera une livre de vers de terre ; on mettra le tout dans un 'aisseau assez ample avec les feuilles de laurier, de romarin, le menthe & autres, incisées & pilées dans un mortier de narbre ou de pierre ; on versera dessus l'huile commune & le 'in, on fera bouillir la matière à petit feu, la remuant de emps en temps avec une espatule jusqu'à consomption de oute humidité, puis on la coulera, on l'exprimera fortement & l'on fera fondre dans la colature la cire & la graisse d'oie, oour faire un liniment qu'on gardera au besoin.

Vertus : il est fort expérimenté pour apaiser les louleurs de la sciatique & de toutes sortes de rhumatismes. Il aut s'en oindre devant le feu, afin que le liniment pénètre lavantage. On en doit réitérer l'onction, suivant que la écessité le requerra.

145. Cérat d'Euphorbe de Galien

De l'euphorbe
De la cire
De l'huile d'olives

Faites-en un cérat.

On pulvérisera subtilement l'euphorbe, y mêlant ur peu de vinaigre pour empêcher qu'elle ne s'exalte trop ; or fera fondre dans l'huile la cire coupée par petits morceaux & quand la matière sera à demi refroidie, l'on y mêlera l'euphorbe pour faire un cérat qu'on gardera au besoin.

Vertus : on l'estime pour la migraine, pour dissiper les humidités visqueuses & pour fortifier les nerfs ; on er frotte le front & les articles [articulations].

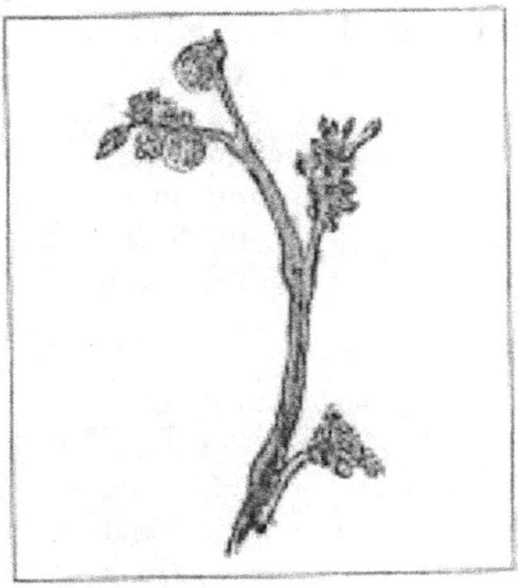

Ulmus procera
Orme

146. Cérat ou Emplâtre de Vipères

De la graisse de vipères, de l'épine de vipères pulvérisée
De l'onguent populéum
De la litharge
De la poix grecque
De la cire blanche
Du minium en poudre

Faites cuire ces drogues ensemble & sur la fin de la cuite, ajoutez-y de l'épine de vipères pulvérisée, du minium en poudre
Faites-en un cérat.

Vertus : il est résolutif, détersif & propre à mûrir les tumeurs dures, comme les anthrax & les bubons vénériens.

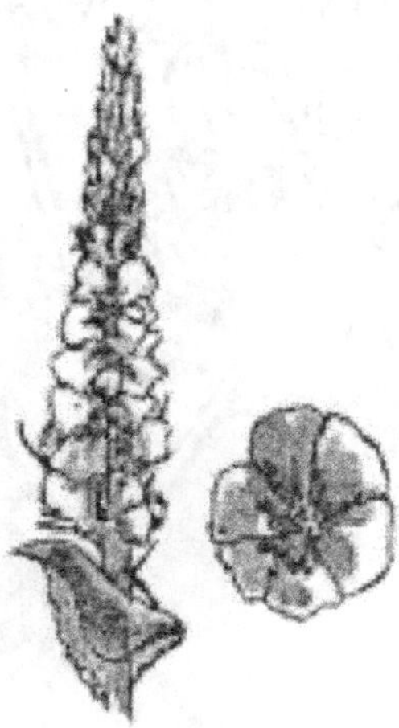

Verbascum thapsus

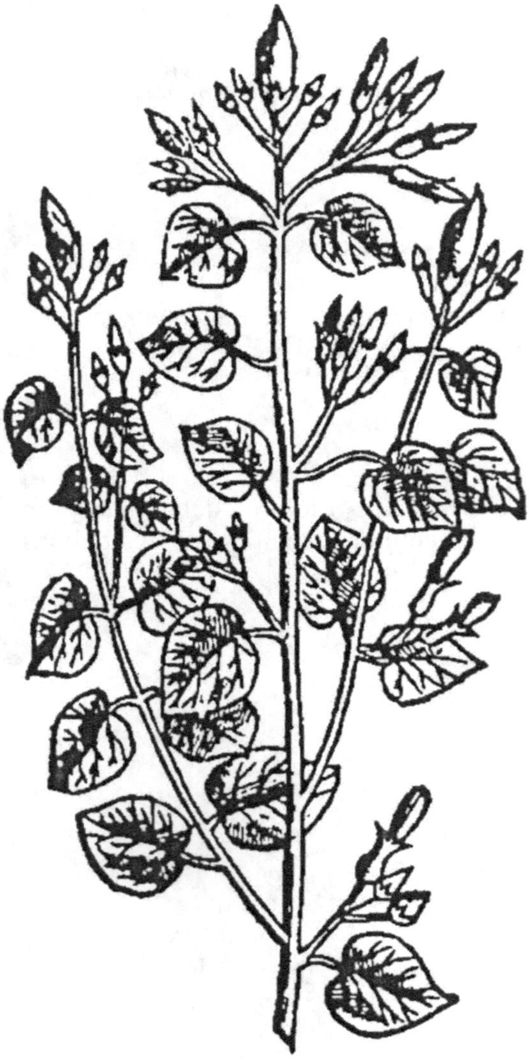

Des Emplâtres

[...] L'emplâtre est la composition la plus solide de toutes celles qu'on applique extérieurement ; il a été inventé en cette consistance, afin qu'en demeurant longtemps appliqué sur les parties du corps, les remèdes dont il est composé eussent assez de temps pour produire leur effet.

Les drogues qui servent à donner corps & consistance aux emplâtres, sont ordinairement la cire, la résine, les poix, les gommes, les graisses, la litharge & les autres préparations de plomb.

Le plomb étant sulfureux se dissout en cuisant avec les graisses & les huiles qui sont de soufres & il leur donne une consistance dure.

147. Emplâtre de Mucilages réformé

Des mucilages de racine de guimauve, de semences de lin, de fenugrec & de figues
De la térébenthine
De la résine de pin, de la moëlle de cuisse de veau ou de bœuf & du beurre nouveau
De la cire jaune

Cuisez-les ensemble jusqu'à la consomption des mucilages ; coulez ensuite la décoction & faites l'emplâtre.

Vertus : l'emplâtre de mucilage est propre pour ramollir, pour résoudre les tumeurs dures & pour aider à la suppuration.

148. Emplâtre de Minium de Mynficht

De l'huile d'olives
Du minium
De la céruse
Du suif de bouc
Du santal rouge
De la cire jaune & de l'alun brûlé
Des roses rouges

Mêlez le tout & faites-en un emplâtre.

Vertus : il déterge, il dessèche, il cicatrise, il résiste à la pourriture.

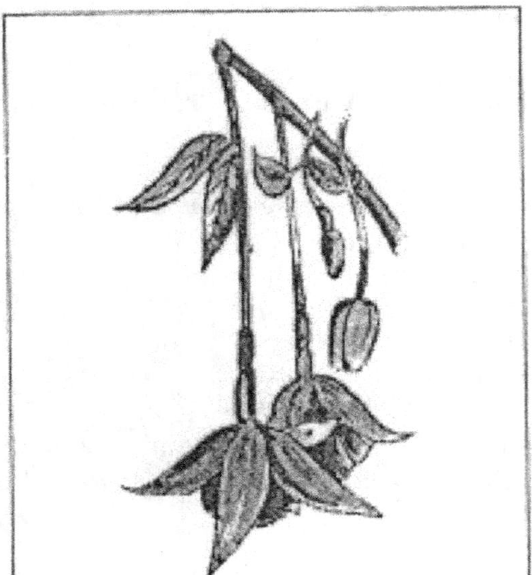

Fuchsia hybrida

49. Emplâtre de Peaux d'Anguilles contre la Hernie

Des peaux d'anguilles non salées & lavées dans l'eau de chaux, ce qu'il en faudra

Cuisez-les dans la lessive jusqu'à ce qu'elles s'épaississent en manière de colle.

De cette colle passée par le tamis
De la gomme ammoniac dissoute dans le vinaigre & cuite
De la pierre hématite, du plomb brûlé & du sucre de Saturne
De l'huile de myrte

Mêlez toutes ces drogues dans un pot de terre & les y cuisez en consistance d'emplâtre.

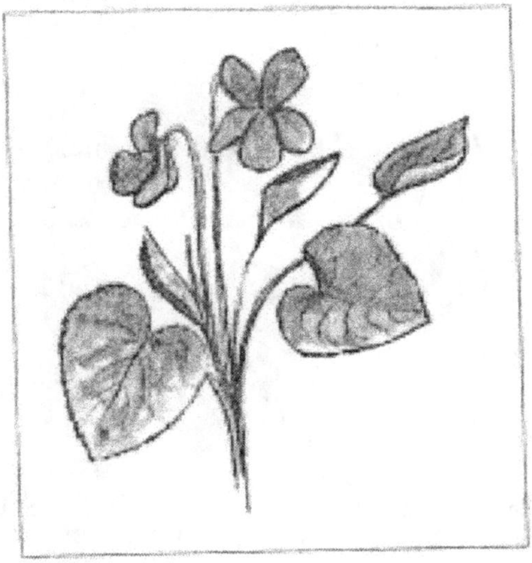

Viola odorata

150. Emplâtre de grenouilles connu sous le nom de Vigo avec Mercure

Des grenouilles vivantes, des vers de terre
Des racines d'ièble & d'aunée
Des feuilles de matricaire, des fleurs de jonc odorant & de stoechas arabique
Du vin austère

Cuisez le tout à petit feu jusqu'à consomption du tiers coulez la décoction & l'exprimez, après quoi :

De la litharge d'or préparée
De la graisse de porc & de veau
Des huiles de camomille, d'aneth, de lys, de laurier & de spica

Mêlez-les & les faites-cuire dans la décoction précédente jusqu'à consistance d'emplâtre & faites-y fondre ensuite :

De la cire jaune

Puis la matière étant à demi-refroidie, mêlez-y :

De la poudre d'oliban, de l'euphorbe
Du safran, de l'argent vif
De la graisse de vipère, de la térébenthine & du storax liquide

Faites-en un emplâtre.

Vertus : il est résolutif, on l'emploie pour amollir & dissiper les humeurs froides, pour les loupes, pour les nodosités, pour les tumeurs vénériennes, pour apaiser les douleurs ; on en met des emplâtres partout le corps, quand on veut exciter le flux de bouche.

151. Emplâtre vésicatoire

Des cantharides
De la poix blanche, de la cire jaune & de la térébenthine

Mêlez le tout & faites-en un emplâtre.

Vertus : il excite des vessies remplies de sérosités sur la peau en tous les endroits où on l'applique & par-là il détourne les humeurs qui tombent sur quelques parties, comme sur les yeux, sur les dents ; il est propre aussi pour réveiller & ranimer les esprits dans la léthargie, dans l'apoplexie, dans la paralysie ; on l'applique tantôt derrière les oreilles, tantôt entre les épaules, tantôt à la nuque en guise de cautère, tantôt au gras des jambes ; il opère en cinq ou six heures. Quand les vessies ne percent pas d'elles-mêmes, on les perce avec des ciseaux, il en sort beaucoup de sérosité âcre [...].

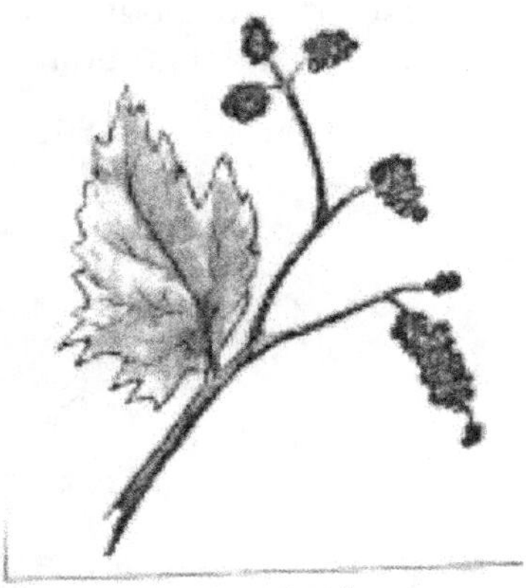

Vitis vinifera
Vigne

152. Emplâtre d'Absinthe

Des feuilles d'absinthe vulgaire
De menthe & de marjolaine
Des roses rouges, du gingembre, de la noix muscade, du girofle, de la cannelle, de l'encens, de l'aloès & du benjoin
Des quatre grandes semences chaudes
De l'huile d'absinthe
De la cire jaune

Faites-en un emplâtre.

On cueillera les plantes en leur vigueur, on les mettra [à] sècher entre deux papiers, puis on les pulvérisera avec les roses, le gingembre, la muscade, les girofles, la cannelle & les quatre semences chaudes : d'une autre part, on pulvérisera ensemble l'aloès, l'encens & le benjoin. On fera fondre la cire dans l'huile par un petit feu, puis on y mêlera les poudres pour faire un emplâtre.

Vertus : il est propre pour les faiblesse & crudités d'estomac, pour chasser les vents, pour fortifier la matrice.

153. Emplâtre du fils de Zacharie

De la cire jaune, de la moelle de cuisse de vache, de la graisse de canard & de poule & de mucilage de semence de lin
Du mucilage de fenugrec & d'althaea
De la laine grasse humide, du mucilage de colle de poisson & de l'huile de giroflée

Faites-en un emplâtre.

Vertus : il est propre pour amollir les duretés des jointures, les glandes scrofuleuses [...] pour résoudre & apaiser les douleurs.

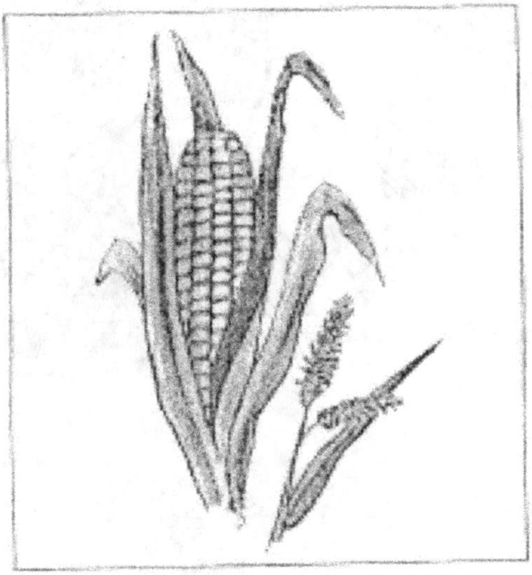

Zea mays

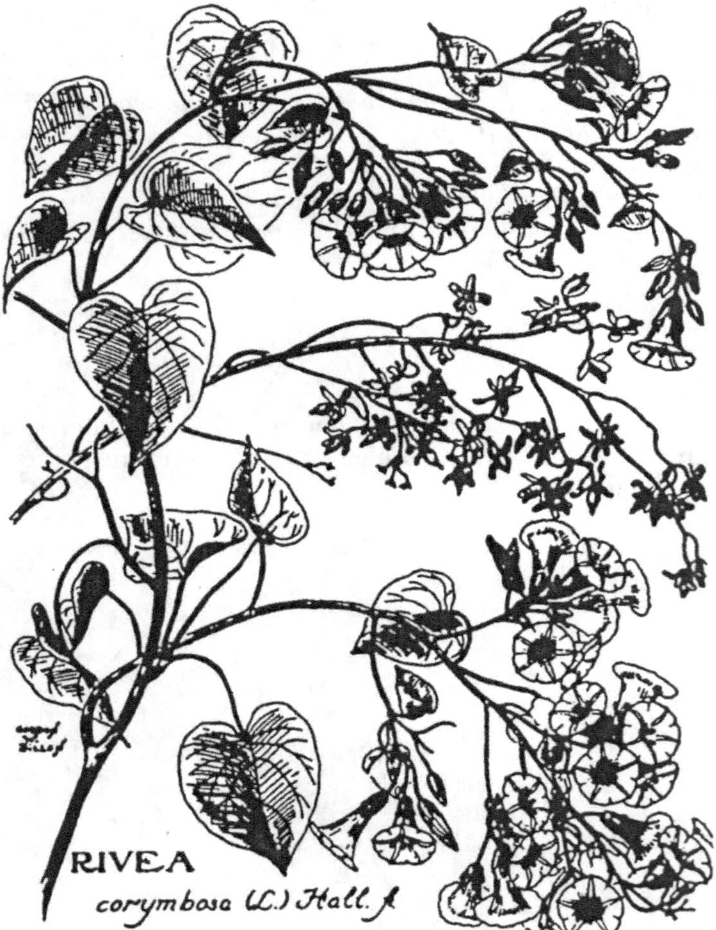
RIVEA
corymbosa (L.) Hall. f

154. Emplâtre pour la Sciatique

De la cire jaune, de la poix blanche & noire & de la térébenthine
De la gomme ammoniac & des fleurs de soufre
De l'oliban, de la racine d'iris & du fenugrec

Mêlez le tout & faites-en un emplâtre.

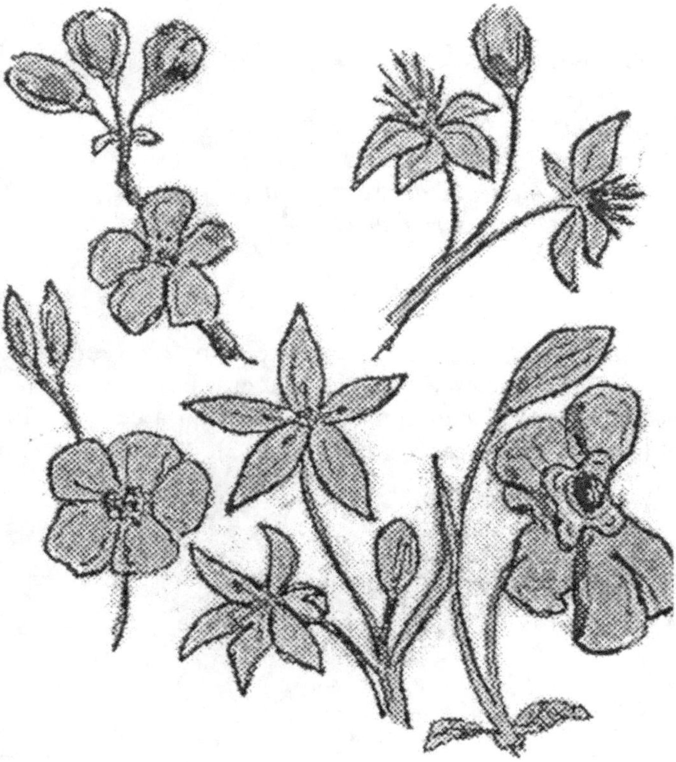

155. Emplâtre de Taupe de Mynficht

Du beurre de mai non salé
De la rue verte
De la racine verte
De la racine de Sceau de Salomon nouvelle

Cuisez-les ensemble jusqu'à ce que le beurre paraisse vert après cela coulez la décoction & l'exprimez ; puis ajoutez-y :

De la cire jaune
De la poix navale
Du baume de Saturne
Une taupe brûlée
Du miel vierge
De l'avoine blanche & du seigle rôtis dans une poêle de fer jusqu'à noirceur, puis pulvérisés

Mêlez le tout & faites-en un emplâtre.

On mettra une taupe vivante dans un creuset, on le couvrira d'un tuileau & on le placera entre les charbons ardents, pour faire calciner l'animal jusqu'à ce qu'il soit en charbon ; on le retirera alors & on le réduira en poudre subtile. [...]

Vertus : il déterge, il dessèche, il cicatrise les vieux ulcères.

156. Emplâtre fébrifuge

Des gousses d'ail bien épluchées
Des araignées vivantes
Du bitume de Judée, du sel ammoniac, de la résine, de la cire & de la térébenthine
Des huiles de spica & de mastic
Du camphre

Faites-en un emplâtre.

On pulvérisera subtilement le bitume judaïque & le sel ammoniac ; on coupera les gousses d'ail par petits morceaux, on les écrasera bien dans un mortier avec les araignées, on les mêlera avec la cire, la résine, la térébenthine qu'on aura fait fondre avec l'huile de mastic, on tiendra le mélange fondu sur les cendres chaudes pendant cinq ou six heures, agitant la matière de temps en temps, ensuite on la coulera avec une forte expression & l'on y mêlera exactement les poudres & enfin le camphre dissous dans l'huile d'aspic pour faire un emplâtre qu'on gardera bien enveloppé, de peur qu'il ne se dissipe une partie de sa substance volatile en quoi consiste sa vertu.

Vertus : il est propre pour chasser la fièvre intermittente, étant appliqué autour des poignets dans le temps du paroxysme.

157. Emplâtre de Suie

Du savon de Venise
Du beurre nouveau, de la térébenthine, du levain
De la suie de cheminée
Du sel commun
Du miel rosat
De la thériaque et du mithridat
Des jaunes d'œufs
Du safran oriental

Mêlez-les & faites-en un emplâtre.

Vertus : il est fort propre pour pousser à maturité les bubons pestilentiels, l'anthrax, les carboncles & pour en faire sortir le venin.

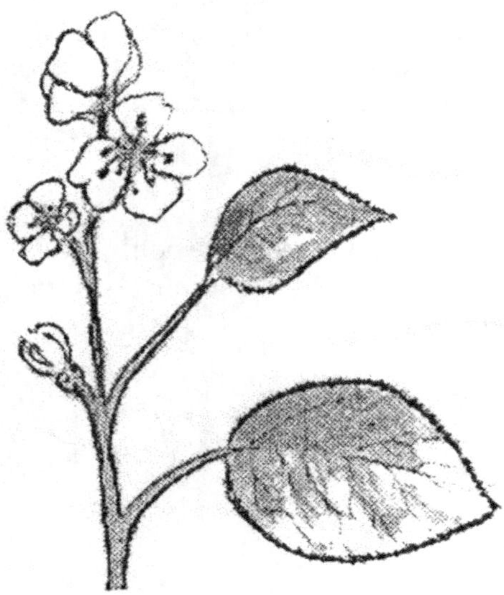

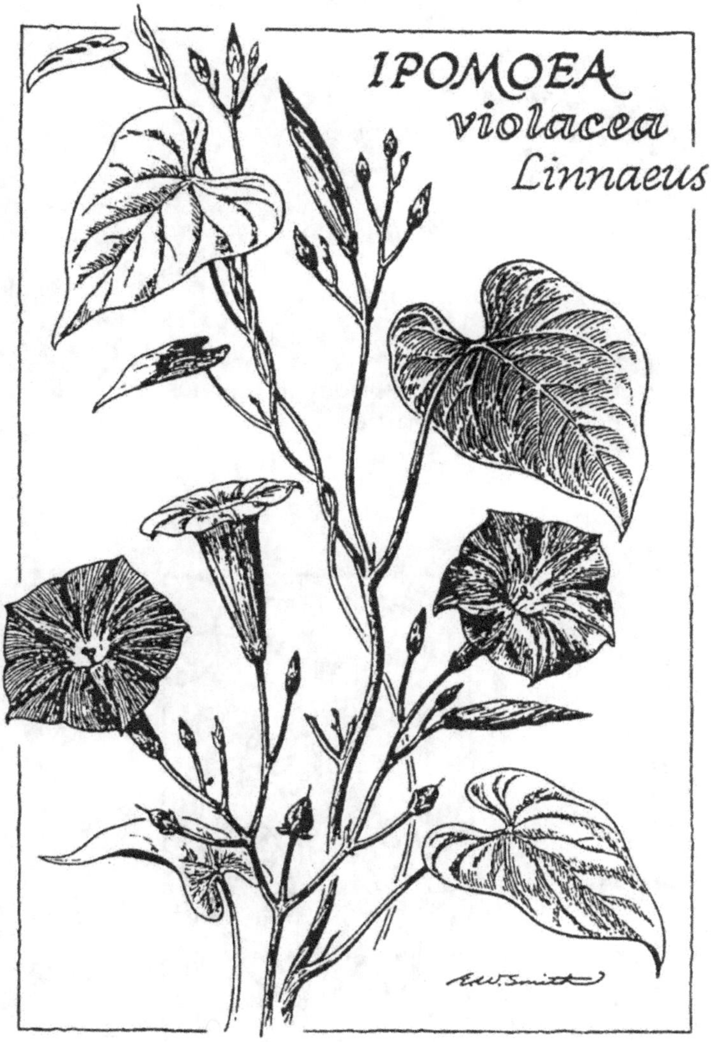
IPOMOEA
violacea
Linnaeus

158. Emplâtre de Centaurée de Guidon

De la térébenthine
De la cire & du miel de centaurée
Du lait de femme
De la résine
De l'encens, de la gomme arabique et du macis

Mêlez-les & faites-en un emplâtre.

Vertus : on s'en sert pour les plaies de la tête ; il déterge, il dessèche & il fortifie.

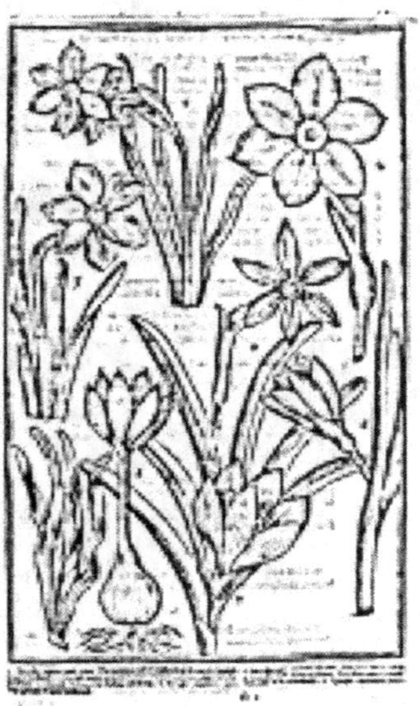

159. Emplâtre de Sang humain

De l'huile de millepertuis
De la litharge d'or préparée & du vinaigre très fort
De la cire jaune, de la térébenthine bien claire, de l'axonge humaine & du sang humain
De la limaille de cuivre, du verdet, du vitriol de Chypre & du sel de persicaire

Faites-en un emplâtre.

On pulvérisera subtilement la limaille de cuivre ; d'une autre part, le vitriol de Chypre, le vert-de-gris & le sel de persicaire ; on aura du sang d'un jeune homme sain, on le fera dessécher au Soleil, puis on le mettra en poudre subtile, pour en avoir deux onces qu'on mêlera avec les autres poudres, on mettra dans une bassine la litharge préparée, l'huile de millepertuis, le vinaigre ; on les fera cuire ensemble sur un feu médiocre, remuant la matière avec une espatule de bois jusque ce qu'elle ait pris la consistance d'un emplâtre, on y mettra [à] fondre alors, la retirant de dessus le feu, la cire, la térébenthine & l'axonge humaine, puis on y mêlera exactement les poudres, pour faire un emplâtre qu'on roulera en magdaléons pour s'en servir au besoin.

Vertus : il est détersif, dessicatif, vulnéraire, fortifiant, résolutif ; il est propre pour les vieux ulcères, pour faire dissiper les tumeurs, pour les contusions. […]

160. Cataplasme de Crottes de Chien de Bateus

Des crottes blanches de chien pulvérisées
De la pulpe de conserve de roses rouges
Du sirop de Diacode ou de laudanum liquide

Mêlez cela & faites un cataplasme pour l'appliquer chaudement sous le menton depuis une oreille jusqu'à l'autre, mais auparavant il sera bon de faire saigner le malade.

Vertus : [...] il est bon pour l'esquinancie, il est résolutif, il calme un peu la douleur.

Comme ce cataplasme est arrêtant & stupéfiant, il est très à propos de faire saigner le malade suffisamment avant que de l'appliquer, de peur qu'en fixant l'humeur ou l'inflammation, qui fait l'esquinancie, il ne bouche trop le passage des aliments & n'augmente l'embarras au lieu de le diminuer.

Comme le sirop de méconium ne se trouve pas communément dans les boutiques, on peut lui substituer le laudanum liquide ou le diacode.

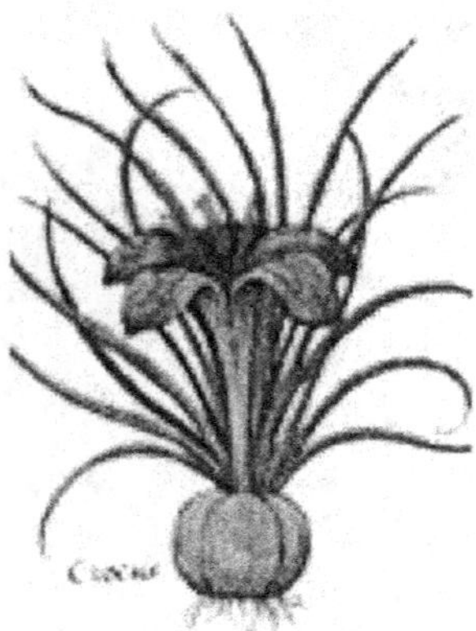

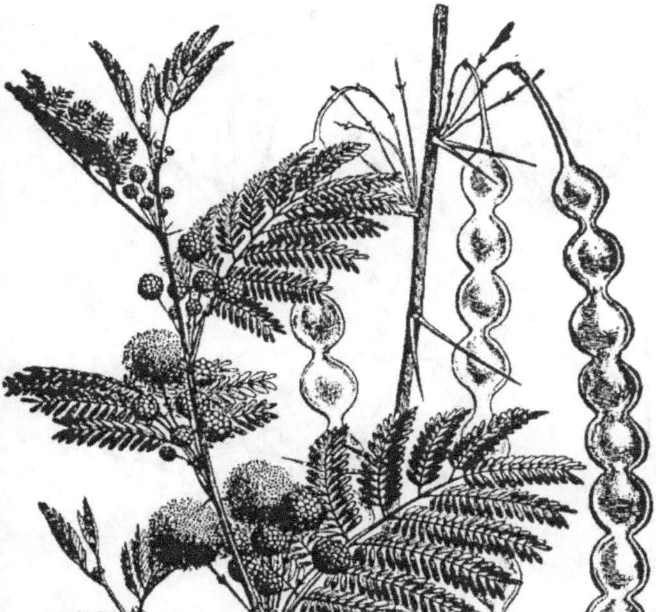

Acacia arabica.

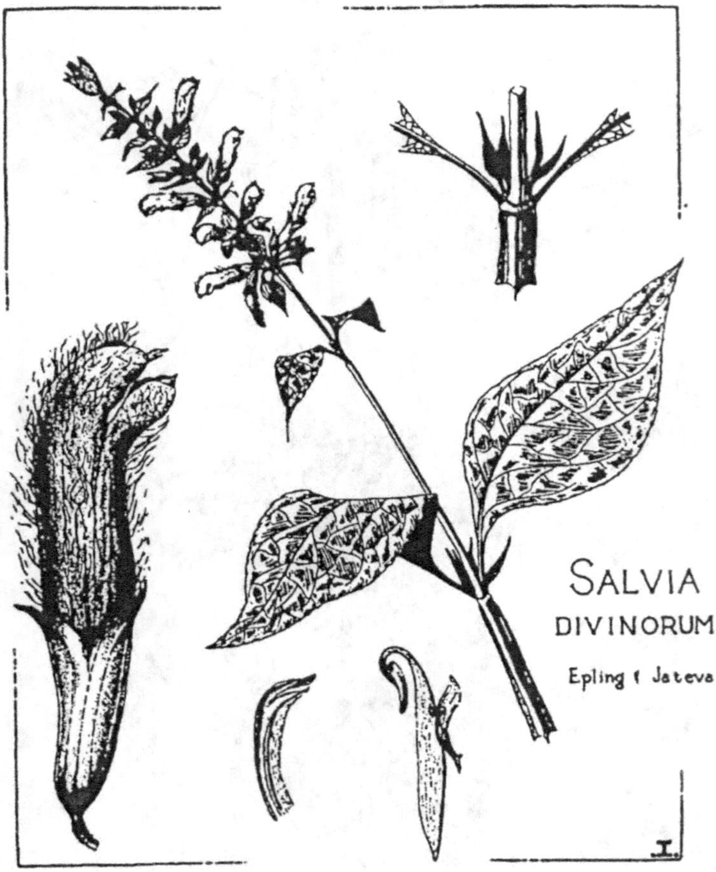
SALVIA
DIVINORUM
Epling & Jateva

Lexique

Ache : céleri sauvage.
Acorus : roseau aromatique.
Adraganth (gomme d') : gomme végétale.
Agaric : champignon (des bois ou des prés).
Aigremoine : plante vivace de la famille des Rosacées à fleurs jaunes.
Alexitère : qui prévient l'effet des poisons et des venins.
Alun : alun d'où on a enlevé l'excès d'eau.
Ammi : ombellifère de la famille de l'aneth.
Amome : plante exotique et aromatique.
Alkékenge : ou « amour en cage », plante de la famille des Solanacées dont le fruit est rouge orangé.
Anacarde : noix de cajou.
Aristoloche : plante grimpante aux fleurs jaunes en forme de cornet.
Armoise : grande plante herbacée vivace à fleurs jaunes.
Arum : l'arum blanc d'Éthiopie appartient à la famille des aracées.
Aunée : ou « inule aunée », de la famille des Composées, aux grandes fleurs jaunes, dont on utilise les racines.
Aurone : sous-arbrisseau vivace également appelé armoise citronnelle.
Aveline : espèce de noisette.
Axonge : graisse.
Béchique : antitussif.
Bétoine : plante vivace aux fleurs violettes, de la famille des Labiacées, qui fleurit en été.
Bistortier : couteau cannelé.
Bol oriental : ou « bol d'Arménie », argile ocreuse rouge.
Bryone : plante vivace toxique, qui fleurit en été, de la famille des Cucurbitacées.
Bugle : ou « bugle rampant », de la famille des Labiacées.
Buglose : plante potagère à fleur monopétale, de la famille des Borraginacées.

Cabaret : ou « cabaret des oiseaux », de la famille des Dipsacées ; confondu avec le chardon à cause de ses feuilles piquantes et dont les feuilles qui se rejoignent retiennent l'eau.
Cachectique : qui présente un état général de dégradation physique (maigreur, asthénie).
Calament : Labiacée poussant dans les bois ou les rocailles.
Capillaire : petite fougère de la famille des Adiantacées.
Carboncle : synonyme d'anthrax (furoncles).
Carminatif : qui permet l'expulsion des gaz intestinaux.
Carvi : petite graine noire proche du cumin.
Casse : longue pousse de légumineuse dont on utilise la pulpe.
Castoréum : drogue sécrétée par deux glandes du castor mâle.
Chalcitis : vitriol rouge.
Chamaedrys : ou « véronique petit chêne », plante herbacée vivace à petites fleurs bleues.
Chamaepitys : bugle jaune ou bugle petit pin. Cf. bugle.
Chélidoine : papavéracée toxique, plante vivace à fleurs jaunes.
Cohober : distiller.
Colature : filtration d'une préparation pour la débarrasser de ses impuretés.
Colophone : préparation de térébenthine qu'on a fait cuire dans de l'eau.
Consoude : plante herbacée vivace de la famille des borraginacées.
Coralline : corail allongé.
Costus : canne d'eau.
Cotignac : gelée épaisse ou pâte faite avec des coings.
Cubèbe : poivre à queue.
Daucus : carotte sauvage.
Diagrède : suc de scamonnée (sorte de liseron) préparé avec du jus de coing.
Diaphorétique : facilitant la transpiration.
Dictame : plante aromatique proche de la marjolaine (origan) utilisée pour guérir les plaies.

Écrouelle : scrofule (lésion liée à une infection chronique de la peau, des muqueuses, des ganglions, des articulations).
Élémi : résine exotique.
Empireume : saveur ou odeur forte de substances végétales brûlées.
Épithème : médicament liquide, sec ou de consistance molle.
Esquinancie : inflammation de la gorge.
Euphraise : ou « casse-lunetttes », de la famille des Scrophulariacées, utilisée pour les ophtalmies, les conjonctivites.
Fomentation : infusion ou décoction de plantes pour imbiber des compresses.
Gaiac : bois de gaiac qui pousse dans les forêts tropicales. On en utilise la gomme.
Galabanum : ou « galbanum ». Ombellifère qui pousse en Iran et dont on tire une gomme.
Galanga : plante utilisée dans la pharmacopée chinoise pour réchauffer le corps, au goût proche du gingembre.
Gravelle : maladie de la pierre (calculs).
Grémil : borraginacée aux petites fleurs bleues.
Hépatique : anémone hépatique de la famille des Renonculacées.
Hyacinthe : plante bulbeuse et parfumée, de la famille des Liliacées.
Hypocistis : plante parasite des cistes.
Joubarbe : ou « joubarbe à toile d'araignée ». Crassulacée à fleurs roses, rouges ou jaunes.
Jujube : appelée aussi « datte chinoise ».
Julep : réparation pharmaceutique ayant des propriétés adoucissantes et calmantes, contenant uniquement de l'eau distillée et des sirops.
Jusquiame : la jusquiame noire, de la famille des Solanacées a des propriétés psychotropes.
Kermès : poudre à base d'oxysulfure d'antimoine.
Labdanum : gomme qui provient du ciste.
Lauréole : laurier des bois.
Liquidambar : ou « copalme d'Amérique ». Arbre de la famille des Hamamélidacées.

Loupe : verrue.
Luter : fermer hermétiquement pour garder l'humidité et les parfums pendant la cuisson d'une préparation.
Macis : fine couche entourant la noix de muscade.
Magdaléon : médicament qu'on roule en forme de cylindre.
Malvoisie : vin liquoreux originaire de Grèce.
Marrube : labiacée aux très petites fleurs blanches.
Mastic : le pistachier lentisque qui est un anacardacier produit le mastic aux vertus cicatrisantes.
Matras : vase en verre à long col, à la base cylindrique ou ovoïde.
Matricaire : astéracée, sorte de petite camomille.
Mercuriale : mercuriale pérenne de la famille des Euphorbiacées, plante vivace aimant les sous-bois ombragés.
Meu athamantique : ou mehon athamantique, dont la feuille est semblable à l'aneth et dont on utilise la racine.
Mirobolan : fruit du prunier mirobolan.
Morelle : Solanacée. Morelle à fruits noirs et morelle douce-amère à fleurs violettes et jaunes.
Napel : ou « aconit napel ». Renonculacée aux fleurs bleu foncé en grappes.
Oliban : encens indien ou encens mâle extrait d'une plante éthiopienne (botwellia).
Opobalsame : huile tirée de l'arbre de Judée.
Opoponax : plante dont on tire une résine utilisée en parfumerie.
Panais : légume qui ressemble à la pomme de terre.
Pariétaire : Urticacée qui pousse au pied des murs, parmi les ruines.
Pas-d'âne : ou « tussilage pas-d'âne ». Astéracée aux fleurs jaunes.
Percefeuille : ou « buplèvre », « oreilles de lièvre ». Apiacée aux fleurs jaunes.
Persicaire : ou « renouée persicaire ». Polygonacée aux vertus astringentes.
Pierre : calcul rénal.
Pituite : phlegme, humeur aqueuse.

Pimprenelle : Rosacée. On utilise la petite pimprenelle et non la grande.
Polypode : fougère.
Polytric : mousse des bois.
Pouillot : menthe pouillot.
Pourpier : Portulacacée aux fleurs de couleurs vives.
Psyllium : plante originaire d'Inde et d'Iran dont on utilise les graines.
Pulmonaire : Borraginacées aux fleurs bleues et aux vertus pectorales.
Pyrèthre : Astéracée proche de la marguerite dont l'odeur éloigne les insectes.
Quintefeuille : potentille rampante de la famille des Rosacées.
Rhapontic : rhubarbe.
Rue : plante vivace aux fleurs jaunes, de la famille des Rutacées.
Sabine : « genévrier sabine » ou « faux cyprès ».
Safran de mars apéritif : hydroxyde de fer.
Sagapénum : sorte de gomme-résine.
Sanguinaire : plante herbacées de la famille des Papavéracées.
Sanicle : petite ombellifère de la famille des Apiacées.
Sarcorolle : espèce de résine.
Satyrion : ou « herbe à vipère », de la famille des Orchidacées.
Scabieuse : de la famille des Composées, proche du bleuet.
Sceau de Salomon : muguet multiflore.
Scille : jacinthe sauvage.
Scinc : sorte de lézard amphibie.
Scordium : plante des marais.
Scrophulaire : plante herbacée vivace de la famille des Scrophulariacées.
Sébeste : plante de la famille des Légumineuses.
Séséli : petite ombellifère blanche de la famille des Apiacées.
Souchet : de la famille des Cypéracées (sorte de papyrus).
Spica nard : nard indien.

Stœchas : lavande à toupet et à grosses fleurs.
Storax : encens d'Égypte.
Succin : ambre jaune, sorte de résine fossile.
Téléphium : plante vivace de la famille des Crassulacées, cultivée dans les jardins de rocaille.
Thlaspi : ou « bourse-à-pasteur », de la famille des Crucifères, aux vertus astrigentes et hémostatiques.
Tormentille : ou « potentille dressée », de la famille des Rosacées.
Trochisque : remède fait pour être gardé dans la bouche et s'y dissoudre peu à peu.
Tussilage : plante rampante vivace de la famille des Astéracées.
Turbith : plantes grimpante volubile.
Tutie : oxydation de zinc qui se produit pendant la calcination de certains minerais.
Verdet : vert-de-gris.
Violier : giroflée.
Zédoaire : plante herbacée rhizomateuse vivace de la famille des Zingibéracées, originaire de l'Inde et de l'Indonésie.

Pour les ingrédients et la posologie :

Le Grain : poids d'un grain d'orge de moyenne grosseur.
Le Scrupule : poids de 24 grains.
Le Dragme équivaut à trois Scrupules ou 72 grains.
L'Once comprend 8 Gros ou 576 Grains.

Remerciements :

Jean-Bernard Chardel m'a aimablement permis de reproduire des petites vignettes de plantes pour illustrer certaines recettes.

Table des matières

L'HARMATTAN, ITALIA
Via Degli Artisti 15 ; 10124 Torino

L'HARMATTAN HONGRIE
Könyvesbolt ; Kossuth L. u. 14-16
1053 Budapest

L'HARMATTAN BURKINA FASO
Rue 15.167 Route du Pô Patte d'oie
12 BP 226
Ouagadougou 12
(00226) 50 37 54 36

ESPACE L'HARMATTAN KINSHASA
Faculté des Sciences Sociales,
Politiques et Administratives
BP243, KIN XI ; Université de Kinshasa

L'HARMATTAN GUINEE
Almamya Rue KA 028
En face du restaurant le cèdre
OKB agency BP 3470 Conakry
(00224) 60 20 85 08
harmattanguinee@yahoo.fr

L'HARMATTAN COTE D'IVOIRE
M. Etien N'dah Ahmon
Résidence Karl / cité des arts
Abidjan-Cocody 03 BP 1588 Abidjan 03
(00225) 05 77 87 31

L'HARMATTAN MAURITANIE
Espace El Kettab du livre francophone
N° 472 avenue Palais des Congrès
BP 316 Nouakchott
(00222) 63 25 980

L'HARMATTAN CAMEROUN
BP 11486
(00237) 458 67 00
(00237) 976 61 66
harmattancam@yahoo.fr

www.ingramcontent.com/pod-product-compliance
Lightning Source LLC
LaVergne TN
LVHW010926061026
849535LV00007B/2262